AF461300

Dr A. BERTHET

Ancien externe des Hôpitaux de Paris.

Syphilis et Bismuth

TARTROBISMUTHATE DE SODIUM ET DE POTASSIUM, TRIOXYBENZOL SODICOBISMUTHIQUE, IODOQUINATE DE BISMUTH, HYDROXYDE DE BISMUTH, BISMUTH PRÉCIPITÉ, SUCCINATE DE BISMUTH (TRÉPOSAN), etc.

Thèse soutenue à la Faculté de Médecine de Paris le 8 juillet 1922.

PRIX : 5 francs.

PARIS
LIBRAIRIE PAUL DUPONT
4, RUE DU BOULOI, 4

1922

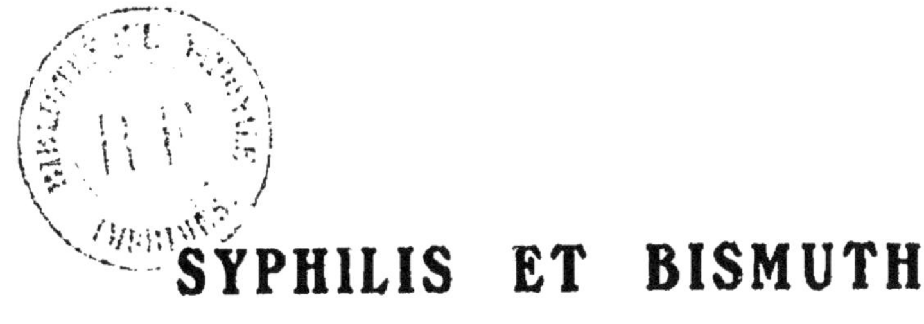

BIBLIOTHÈQUE NATIONALE IMPRIMÉS

SYPHILIS ET BISMUTH

8° Te²³ 769

DÉPOT LÉGAL
Seine
1922

Dr A. BERTHET

Ancien externe des Hôpitaux de Paris.

Syphilis et Bismuth

TARTROBISMUTHATE DE SODIUM ET DE POTASSIUM, TRIOXYBENZOL SODICOBISMUTHIQUE, IODOQUINATE DE BISMUTH, HYDROXYDE DE BISMUTH, BISMUTH PRÉCIPITÉ, SUCCINATE DE BISMUTH (TRÉPOSAN), etc.

Thèse soutenue à la Faculté de Médecine de Paris
le 8 juillet 1922.

PRIX : 5 francs.

PARIS
LIBRAIRIE PAUL DUPONT
4, RUE DU BOULOI, 4

1922

Copyright by Paul Dupont, 1922.
Tous droits de reproduction et de traduction réservés pour tous pays, y compris la Suède et la Norvège.

A MES PARENTS

Témoignage de vive reconnaissance.

A MES AMIS

A MON PRÉSIDENT DE THÈSE

M. le Professeur JEANSELME

Professeur de Clinique dermatologique

Médecin des Hôpitaux

Membre de l'Académie de Médecine

Officier de la Légion d'Honneur

A MES MAITRES DANS LES HOPITAUX

Hôpitaux d'Angers.

MM. le Professeur THIBAUT (1913-1914).
le Professeur MONPROFIT (*in memoriam*) (1914). (Externat.)

Hôpitaux de Paris (externat).

MM. le Docteur FREDET (1920-1921).
le Docteur GUINON (1921).
le Docteur HUDELO (1921-1922).
le Docteur ENRIQUEZ (1922).

A MM. les Docteurs FOURNIER, GUÉNOT, MONTLAUR, RABUT

A MM. SAZERAC, TROUPEAU, RICHARD.

AVANT-PROPOS

Le 17 octobre 1921, MM. Fournier et Guénot annonçaient à l'Académie des Sciences les résultats obtenus dans le traitement de la syphilis par l'application des sels de bismuth et plus spécialement du tartrobismuthate de sodium et de potassium, appliquant à l'homme les recherches de MM. Sazerac et Levaditi sur l'animal.

Un nouveau spirillicide était-il né? Allions-nous assister à une rénovation complète de la thérapeutique antispécifique? Que fallait-il penser du nouveau produit comparativement à l'arsenic et au mercure? Il faut constater que les milieux médicaux se montrèrent prudents vis-à-vis de la nouvelle méthode, évitèrent de se prononcer avant de s'être rendu compte, *de visu*, des résultats obtenus. Quelques réticences de MM. Fournier et Guénot soulevèrent des objections dans l'application du nouveau mode de traitement. Les expériences de M. Balzer revinrent à la mémoire.

Cette méfiance augmenta encore lorsque, quelques semaines plus tard, les différents services de syphiligraphie reçurent les ampoules de tartrobismuthate. De graves reproches étaient adressés au bismuth. On annonçait son influence des plus incertaines sur la réaction de Wassermann, on signalait des cas de stomatite en général bénins, néanmoins suffisants pour justifier l'arrêt de la thérapeutique, on parlait d'albuminurie survenue en cours de traitement, on invoquait la douleur, l'empâtement de la région anatomique, nécessitant souvent le retour aux sels d'arsenic ou au mercure, enfin on craignait la toxicité du bismuth en cas d'absorption trop rapide. Aussi, après quelques essais malheureux, nombre de médecins n'insistèrent pas, attribuant au métal les déboires causés par une technique et une fabrication encore imparfaites. D'autres, au contraire, s'efforcèrent d'améliorer une méthode encore dans l'enfance, et peu à peu, grâce aux efforts persévérants de MM. Sazerac et Levaditi, Fournier et Guénot, que nous tenons à remercier pour l'accueil qu'ils nous ont fait dans leur laboratoire ou dans leur service, grâce à MM. Jeanselme, Milian, etc..., le bismuth se relève de l'oubli dans lequel, à peine né, il avait failli succomber et il prend place dans la série des antisyphilitiques à côté du mercure et de l'arsenic.

Nous tenons spécialement aussi à adresser notre reconnaissance à notre maitre, M. Hudelo, et à son chef de laboratoire, M. Montlaur, qui ont bien voulu inspirer ce travail et en diriger l'exécution des conseils de leur expérience, ainsi qu'à MM. les chimistes Troupeau et Richard, qui ont mis à notre disposition un certain nombre de produits (1).

---

(1) Le Succinate de bismuth qui a été préparé par eux dans les Laboratoires de recherches des Etablissements Chatelain et qu'ils ont dénommé *Tréposan*.

CHAPITRE PREMIER

HISTORIQUE

M. Balzer se rendit compte le premier de l'action que pouvait exercer le bismuth sur les lésions syphilitiques. Il saupoudrait les plaques muqueuses avec de l'iodure de bismuth, associant ainsi au métal l'iode dont la valeur antispécifique était depuis bien longtemps connue. Toutefois, se rendant compte que le seul fait de saupoudrer les ulcérations primaires ou secondaires avec de l'iodure de bismuth ne provoquait pas des résultats bien marqués au niveau des lésions, il eut l'idée d'occasionner une absorption plus active en procédant par injection de sels solubles. A des chiens il administra par voie sous-cutanée ou intra-musculaire une solution de citrate de bismuth ammoniacal. Mais s'étant servi d'un sel trop toxique, il observa et décrivit en 1889 la plupart des accidents que l'on a signalés en 1921 avec le tartrobismuthate, mais à un degré moindre. Aussi, à la suite de ces intoxications profondes, recommanda-t-il de n'utiliser le bismuth chez l'homme qu'avec la plus extrême prudence et à doses moindres que pour le mercure.

On ne songe plus, à partir de ce moment, à employer les sels de bismuth dans la syphilis. Reynold publie en 1898, à la Société de Pharmacie et de Chimie, le résultat de ses recherches sur l'action du bismuth dans « les suppurations chroniques syphilitiques et autres ». Sa communication ne paraît pas avoir eu un succès bien retentissant.

En effet, presque tous les ans, on annonce des intoxications provoquées par l'usage des sels de bismuth.

Aussi faut-il attendre en 1916 pour étudier, avec MM. Sauton et Robert, les propriétés tréponémicides du bismuth. Ils constatent qu'une dose suffisante de tartrobismuthate, injectée aux poules atteintes de spirillose, quelques heures après le début de l'infection, peut retarder ou même arrêter celle-ci. Toutefois l'action thérapeutique ne se manifeste pas avec toute la régularité désirable. Les auteurs pensent qu'il faut sans doute incriminer la nature de la combinaison bismuthique utilisée.

C'est avec les travaux de MM. Sazerac et Levaditi que le bismuth prend nettement rang dans la thérapeutique antisyphilitique. En mai 1921, ces auteurs annoncent l'action bienfaisante du tartrobismuthate sur les lésions spirillaires du lapin, qu'il s'agisse de virus dermotrope, neurotrope ou de virus cuniculi. Les spirochètes disparaissent rapidement et définitivement de la surface des lésions en pleine évolution.

Le 1er août, ils signalent à l'Académie des Sciences les résultats obtenus par application de leur méthode à quelques cas humains : les lésions ont disparu. Mais le traitement n'a pas été d'assez longue durée pour faire virer la séro-réaction, sauf dans un cas d'infection récente.

Le 17 octobre, MM. Fournier et Guénot publient la première statistique de grande envergure, portant sur plus de 100 malades, et attirent ainsi l'attention des milieux médicaux sur le nouveau métal. Des malades ont été traités à la période primaire, avec Wassermann positif ou négatif, aux périodes secondaire ou tertiaire, et tous ont présenté des résultats sinon définitifs, du moins intéressants.

Depuis, de nombreuses communications, concernant le bismuth dans la syphilis, ont été faites, tant à la Société médicale des Hôpitaux qu'à la Société de Dermatologie et de Syphiligraphie. MM. Jeanselme, Hudelo, Milian, Tixier, etc..., sont venus tour à tour apporter leur contribution, et l'étude du bismuth se poursuit en attendant que l'on puisse à son sujet formuler des conclusions définitives.

La nouvelle médication a trouvé des adeptes en province et à l'étranger : en Belgique, où elle a été, dès ses débuts, l'objet des travaux de MM. Bayet, Bernard, etc... ; en Roumanie, où elle a été employée par M. Veber, en Espagne, en Allemagne, etc. La question est actuellement tout à fait à l'ordre du jour.

CHAPITRE II

PHARMACOLOGIE.
EXPÉRIMENTATION SUR LES ANIMAUX

Le bismuth est toxique pour l'organisme et ses sels absorbés trop rapidement peuvent déterminer des intoxications plus ou moins graves. Dès 1840, Lusanna, Orfila avaient reconnu cette toxicité en ce qui concerne le nitrate neutre, le premier attribuant la gingivite à des phénomènes scorbutiques, le second à un véritable empoisonnement. Rabuteau démontre plus tard la nocivité du tartrate double de bismuth et de potasse. Stephanovitsch, Lubinski et Lebedeff, Feder Meyer nous apprennent que le citrate de bismuth ammoniacal contenu dans la liqueur de Schacht peut devenir nuisible. D'après Steinfeld, l'absorption de tartrate double de bismuth et de sodium peut être tout aussi funeste et déterminer des symptômes d'empoisonnement. Luchsinger, Marti et Mory relèvent des faits identiques, en ce qui concerne le citrate de bismuth et d'ammoniaque, le citrate de bismuth et de soude.

Le sous-nitrate de bismuth paraissait devoir être le moins toxique et Dalché et Villejean signalaient l'absorption par des chiens de très grosses doses de sous-nitrate sans qu'ils en aient été incommodés. On savait par ailleurs que l'homme pouvait en absorber des quantités assez considérables sans éprouver la moindre gêne. Pourtant, il existait un désaccord entre les faits courants et les observations signalées dans la thèse d'agrégation de Brun, observations de Kocher, de Petersen signalant l'aspect noirâtre de certaines plaies saupoudrées de sous-nitrate de bismuth, la présence au niveau des gencives d'un liséré bleuâtre semblable à celui du saturnisme, parfois même avec un peu de gingivite, la coloration spéciale des urines au fond desquelles se trouvait un dépôt blanc tout d'abord, mais noircissant au point de donner l'illusion d'une hématurie; dans l'observation de Dalché, il existait même des fausses membranes dans la bouche, de l'albumine dans les urines et quelques symptômes digestifs d'intoxication : nausées, puis vomissements, diarrhée.

Dalché et Villejean attribuèrent à l'absorption plus ou moins intense du bismuth ces accidents observés. Cette opinion fut confirmée plus tard par Gérard et Daunic, puis par M. Chassevant qui démontrèrent que le sous-nitrate absorbé par la bouche n'est généralement pas toxique du fait seulement de sa pénétration trop minime et de son rejet presque intégral dans les selles. Toutefois, s'il se produit une action dissolvante de ce corps sous l'influence de certains acides organiques à fonction alcool, comme l'acide lactique, ou par suite du contact avec certaines matières protéiques, on peut observer du fait de cette pénétration plus intense des phénomènes d'intoxication plus ou moins graves. (Les sels de bismuth sont des composés toxiques lorsqu'ils sont absorbés par l'organisme à dose suffisante.)

En 1887, Dalché et Villejean, ayant dissous du nitrate neutre de bismuth dans de l'eau et de la glycérine, l'injectèrent à des animaux et constatèrent les faits suivants. Les injections sous-cutanées étaient extrêmement douloureuses au point de nécessiter l'anesthésie générale, et suivant la dose employée, les animaux mouraient plus ou moins rapidement avec un syndrome bulbaire : nausées, vomissements, perte de connaissance, paralysies, arrêt de la respiration et de la circulation. Si la dose n'était pas trop forte pour les tuer immédiatement, on constatait, dès le troisième ou le quatrième jour de l'anorexie, de la déperdition des forces, une salivation abondante, de la diarrhée.

Quelques jours plus tard, un liséré brun violacé apparaissait luisant sur les gencives. Des taches brunâtres se montraient sur la face interne des joues, puis sur la voûte palatine, sur les lèvres, sur la langue. Les premières formées s'ecchymosaient peu à peu, puis se sphacélaient au centre. L'haleine devenait fétide, les dents étaient parfois même ébranlées. Au bout de dix à quinze jours, les animaux succombaient dans le marasme après un amaigrissement plus ou moins considérable.

A l'autopsie, on constatait un foie et des reins fortement congestionnés sans lésions microscopiques bien spéciales.

Des recherches chimiques pratiquées sur les viscères permettaient de constater la localisation prédominante du bismuth sur la rate (6 centigrammes d'oxyde de bismuth pour 100 grammes d'organe) et son élimination par le foie (1cgr,3 pour 100 grammes), les reins (4 centigrammes pour 100 grammes) et les glandes salivaires (3cgr,8 pour 100 grammes).

La même solution, administrée à d'autres animaux par voie digestive, ne déterminait aucun trouble.

En 1889, M. Balzer communique à la Société de Biologie le résultat de ses expériences sur l'animal avec le citrate de bismuth ammoniacal. Elles concordent dans leurs grandes lignes avec celles de Dalché et Villejean.

L'auteur utilisait une solution de citrate de bismuth ammoniacal pure ou dédoublée dans l'eau distillée pour diminuer la réaction locale, d'après la formule suivante :

	gr
Sous-nitrate de bismuth	96,2
Acide azotique	125
Acide citrique	78
Ammoniaque, q. s.	
Glycérine	237,6
Eau q. s. p.	1.000

1 cent. cube de cette solution contenant 2 centigrammes de bismuth métallique ; ou bien la suspension d'oxyde de bismuth

dans l'huile de vaseline, 1 cent. cube correspondant à 10 centigrammes.

Avec 7 cent. cubes de la solution de citrate, en injection sous-cutanée, soit 14 centigrammes de bismuth métallique, M. Balzer tue en deux jours un chien de 5 kilogrammes. Celui-ci présentait de la gangrène buccale, des ecchymoses et des ulcérations de tout le tube digestif avec de la congestion du foie, des reins et des poumons. L'urine et les viscères sont saturés de bismuth décelable par le réactif de Léger.

Un autre chien de 10 kilogrammes reçoit des doses progressivement croissantes et meurt en présentant de la congestion des viscères et surtout du foie et du gros intestin.

Une jeune chienne de Terre-Neuve de 16 kilogrammes ayant reçu peu à peu en un mois 42 centigrammes de bismuth, perd l'appétit, maigrit, a de la diarrhée, présente des escarres labiales, de la stomatite avec salivation intense, gonflement des gencives, liséré brun noirâtre, ébranlement des dents, fétidité de l'haleine, puis une opacité blanchâtre des deux cornées surtout marquée à droite. L'animal mort par infection surajoutée, on retrouve du bismuth dans la salive, le foie, les reins et la rate.

Enfin, un dernier chien de 7 kilogrammes ayant reçu des doses répétées de 1 à 2 grammes de bismuth et ayant survécu malgré des plaques de sphacèle sur les gencives, présente encore du bismuth dans les urines dix-sept jours après la dernière injection.

Steinfeld et Meyer signalent, à la suite d'injections sous-cutanées d'oxyde de bismuth, une action toxique sur la moelle et sur le bulbe. On observe les deux phases classiques : excitation puis dépression ; dans la première, convulsions périodiques, vomissements, respiration tumultueuse ; dans la seconde, paralysie motrice d'origine centrale, abaissement de la pression sanguine, ralentissement de la respiration et du pouls, paralysie plus ou moins nette des ganglions moteurs du cœur.

Dans les urines, on constate de l'albumine, de la cylindrurie.

Gérard et Daunic signalent des altérations de l'épithélium rénal. « Les glomérules sont simplement congestionnés sans lésion de la capsule de Bowmann. Les cellules épithéliales des tubes contournés sont altérées à des degrés différents : tantôt on observe de la tuméfaction trouble, avec exsudation de boules colloïdes obstruant la lumière des tubes, tantôt la néphrite est plus avancée, les boules colloïdes ont été éliminées. Certaines de ces cellules portent la signature de leur déchéance, c'est-à-dire l'infiltration par la graisse. »

MM. Sazerac et Levaditi, au cours de leurs recherches, ont constaté les mêmes effets toxiques, mais ils ont en outre remarqué les propriétés tréponémicides des sels de bismuth. Expérimentant sur des lapins contaminés par inoculation de spirilles, ou par contact avec des animaux infectés, ils ont observé la disparition plus ou moins rapide des tréponèmes, selon la voie d'introduction du médicament utilisée.

Ils administrent par la bouche des bouillies, solutions ou suspensions huileuses de tartrobismuthate ou de lactate à 10 ou 20 0/0. Donnés à la dose de 30 à 40 cent. cubes, ces produits déterminent sinon un arrêt définitif des lésions, tout au moins dans certains cas des retards parfois considérables dans leur apparition. Il s'agit là d'une méthode peu dangereuse, mais insuffisante et variable dans ses résultats, par suite de l'absorption peu intense du produit employé. Ces auteurs signalent pourtant la guérison d'un lapin inoculé avec le virus cuniculi et ayant reçu en trois jours 60 cent. cubes de solution de lactate de bismuth à 5 0/0.

La voie anale paraîtrait un peu plus active. Un lapin ayant reçu 20 cent. cubes de bouillie de tartrobismuthate à 20 0/0 n'a pas présenté de tréponèmes soixante-seize jours après l'inoculation, alors que l'animal témoin s'est infecté le vingtième jour.

Par applications locales, MM. Sazerac et Levaditi n'ont eu

aussi que des résultats incomplets et insuffisants. En appliquant la pommade :

Tartrobismuthate de soude et de potasse	aâ
Vaseline	
Lanoline................................	

par frottement au niveau des régions infectées, aussitôt après la contamination, celle-ci peut être évitée. Employée quelques heures après, l'infection peut encore avorter. Plus tard, elle est retardée mais les tréponèmes paraissent néanmoins au bout de quelque temps. Enfin, après 24 heures le résultat est nul, la pommade est absolument inefficace. Elle ne paraît donc présenter qu'un intérêt prophylactique et non curatif. Toutefois, il faut remarquer que les animaux chez lesquels on a ainsi fait avorter l'infection, sont pour ainsi dire sensibilisés pendant quelques mois et s'il se produit une nouvelle inoculation, la période d'incubation est moins longue.

Avec la poudre qui adhère encore moins bien aux tissus que la pommade, les résultats devaient encore être plus irréguliers. En effet, la poudre de tartrobismuthate, employée 3 heures après l'inoculation, n'a empêché l'infection qu'une fois sur trois.

Il n'y avait donc à fonder d'espoir que sur l'introduction des produits au niveau même des tissus : par voies sous-cutanée, intramusculaire ou intraveineuse.

La toxicité du métal empêchait de recourir à la voie intraveineuse. La voie sous-cutanée étant souvent douloureuse, il ne restait que la voie intramusculaire. Différents sels furent employés à cet effet.

Le premier utilisé fut le citrate de bismuth ammoniacal dont s'était déjà servi M. Balzer. Un lapin porteur de lésions préputiales riches en tréponèmes reçoit 1 cgr,5 de citrate de bismuth par kilo d'animal. Deux jours après on ne retrouve pas de tréponèmes. Le troisième jour, on en décèle un. Une nouvelle injection les fait disparaître totalement le quatrième jour.

Malheureusement l'injection de ce sel est douloureuse et son action très toxique puisqu'il suffit de 5 centigrammes par kilogramme d'animal pour tuer un lapin en trois ou quatre jours.

Le lactate de bismuth à la dose de 5 centigrammes par kilogramme d'animal fait disparaître en quatre jours les spirochètes siégeant au niveau des lésions primaires. Au point de vue général, il paraît moins toxique que le citrate de bismuth, mais localement il détermine parfois la formation d'une escarre.

Tout autre est le sous-gallate de bismuth en solution aqueuse, qui, à la dose de 5 centigrammes par kilogramme d'animal, tue le lapin en deux jours; à la dose de 25 milligrammes le tue en huit jours, après l'avoir fait maigrir du tiers de son poids et avoir provoqué un tremblement convulsif généralisé. En suspension huileuse le produit est un peu moins toxique et son action tréponémicide à peu près aussi intense: disparition des spirilles en deux à trois jours.

L'oxyiodogallate de bismuth en suspension huileuse, à la dose de 10 centigrammes par kilogramme d'animal, fait disparaître les parasites en deux jours et guérit les lésions en quatre, mais le lapin a maigri de 300 grammes.

A cause de la question toxicité, MM. Sazerac et Levaditi s'arrêtèrent tout d'abord au tartrobismuthate de sodium et de potassium. 10 centigrammes de sel en suspension aqueuse font maigrir l'animal sans le tuer, 5 centigrammes sont complètement inoffensifs et font disparaître les tréponèmes en un à trois jours, qu'il s'agisse de virus dermotrope, neurotrope ou de virus cuniculi.

Les propriétés tréponémicides des produits employés paraissant bien dues à l'élément bismuth, les promoteurs de la méthode eurent l'idée d'employer une suspension huileuse de bismuth pur, au même titre que l'on emploie l'huile grise. Le métal est obtenu par réduction du tartrobismuthate de soude et injecté dans le muscle de lapins porteurs de lésions préputiales riches en tréponèmes: 1 centigramme de bismuth par kilogramme d'animal fait disparaître les tréponèmes le troisième jour et guérir les lésions le cinquième; des injections de 5 centigrammes et 10 centigrammes par kilogramme provoquent l'absence de tréponèmes dès le deuxième jour et la cicatrisation le troisième. Dans aucun cas, l'état général n'est atteint et la toxicité parait moindre qu'avec la combinaison tartrobismuthique.

Il ne restait plus qu'à introduire le bismuth dans le traitement de la syphilis humaine. MM. Fournier et Guénot utilisèrent dans leur service tout d'abord le tartrobismuthate de sodium et de potassium, considéré comme le sel le moins toxique, puis diverses combinaisons et enfin le bismuth métallique.

CHAPITRE III

EXPÉRIMENTATION CLINIQUE
SELS EMPLOYÉS

Les résultats cliniques devaient confirmer vis-à-vis du tréponème les données théoriques de l'expérimentation animale.

MM. Fournier et Guénot présentèrent tout d'abord une statistique de 110 malades traités aux périodes primaire, secondaire ou tertiaire de la syphilis et sur lesquels le bismuth avait eu la plus heureuse influence : disparition rapide des tréponèmes, amélioration souvent considérable des phénomènes objectifs et subjectifs, négativation de la réaction de Wassermann dans un certain nombre de cas. Bref, les auteurs en concluaient que le bismuth est un des agents antisyphilitiques les plus énergiques et que MM. Sazerac et Levaditi venaient de fournir à la thérapeutique, l'arme « peut-être la plus puissante contre la spécificité ».

La médication par les produits bismuthés se fait par la voie intra-musculaire, la voie sous-cutanée étant douloureuse.

Tout au plus peut-on signaler mais uniquement au point de vue prophylactique, l'application sur les parties sexuelles, avant ou aussitôt après un coït suspect, de pommade de tartrobismuthate de sodium et de potassium au tiers. Cette mesure peut empêcher l'éclosion de la syphilis dans les mêmes conditions que la pommade au calomel.

M. Milian conseille comme traitement d'entretien de la syphilis, chaque jour, un ou deux cachets de :

Calomel........................	un centigramme
Sous-nitrate de bismuth..........	0,49

le bismuth agissant grâce à ses propriétés tréponémicides et comme facteur de tolérance du mercure. Ces cachets ont l'inconvénient de constiper le malade et ne paraissent pas beaucoup agir sur sa syphilis, à cause, nous le savons, de l'absorption trop faible par le tube digestif.

Nous verrons plus loin qu'il est, en général, très dangereux de faire des injections de bismuth dans les veines. Quelques rares produits font exception. On peut injecter dans les veines du pli du coude 10 à 30 centigrammes de tri-oxy-benzol sodico-bismuthique (1.3.4.5.) (Grenet et Drouin), trois fois par semaine par série de 20 piqûres, mais ses auteurs eux mêmes reconnaissent qu'il n'est pas plus actif en injections intraveineuses qu'en intramusculaires et il présente alors l'inconvénient de déterminer plus rapidement de la stomatite et de provoquer dans la mâchoire, au moment de l'injection, une douleur passagère, mais assez vive avec sensation de constriction. C'est une poudre jaune, soluble dans l'eau, mais dont la solution s'altère au bout de quelques jours et qui contient 20 0/0 de bismuth métallique.

M. Lacapère prétend avoir obtenu de très bons résultats du bismuth colloïdal à 2 0/00 en injections intraveineuses. Nous en avons employé à 1 0/00 à raison de 5 cent. cubes deux fois par semaine, en injections intramusculaires ; il nous a donné des résultats déplorables dus sans doute à la trop faible quantité de bismuth.

Tous les autres produits employés jusqu'à présent se font en injections intramusculaires, qu'il s'agisse de sels solubles ou insolubles.

On ne doit jamais craindre de faire celles-ci trop profondément, c'est le meilleur moyen d'éviter la douleur qui peut survenir les jours suivants.

Le lieu d'élection est le même que pour l'huile grise : région supéro-externe de la fesse, au-dessus d'une ligne joignant la partie supérieure du pli fessier et le grand trochanter. Les vaisseaux profonds y sont moins nombreux que dans la région inféro-interne, le nerf sciatique ne risque guère d'être touché et la station assise n'est pas douloureuse.

On enfonce d'abord une aiguille de 6 à 8 centimètres de longueur et d'assez gros calibre surtout pour les suspensions huileuses (environ 8/10 de mm.), et l'on attend quelques secondes. Au cas où l'aiguille serait dans un vaisseau, s'il vient du sang, il faut la retirer et piquer ailleurs. On se gardera bien, en effet, d'injecter le produit dans une veine. S'il ne vient pas de sang, on ajuste la seringue privée de son piston, on y verse le produit à injecter, on place le piston et l'on pousse doucement l'injection. Il se produit ainsi, entre la base du piston et le produit un matelas d'air qui a le double avantage de rendre uniforme la pression sur la masse injectée, et de balayer fortement l'aiguille, ce qui l'empêche de baver dans le tissu sous-cutané quand on la retire et de provoquer ainsi des douleurs. Le fait de retourner la seringue en haut pour la purger d'air, aurait, en outre, un autre inconvénient, si l'on utilise un produit en suspension huileuse : pendant cette manœuvre le sel pulvérulent de bismuth pourrait se déposer entre la paroi de sa seringue et la base du piston, en quantité suffisante pour faire « gripper » l'instrument.

M. Fournier recommande aussi au malade, dans les minutes qui suivent l'injection, de rester immobile dans le relâchement complet des muscles qui ont reçu le bismuth.

On injecte ainsi des sels solubles et des sels insolubles, mais pour les uns comme pour les autres, on n'est pas encore absolument d'accord sur les doses à pratiquer ; un certain nombre de ces produits sont d'ailleurs encore à l'étude. Toutefois on estime actuellement que les doses injectées au début de la méthode étaient trop fortes et qu'il faut attribuer à cette technique défectueuse une partie des déboires que l'on a éprouvés.

Les sels solubles actuellement employés se réduisent à deux : le tri-oxy-benzol sodico-bismuthique (1.3.4.5) que l'on peut aussi, avons-nous dit, utiliser en injections intraveineuses et le tartro-bismuthate de sodium et de potassium, très toxique lorsqu'il pénètre directement dans un vaisseau.

Le premier s'emploie aux mêmes doses que pour les injections intraveineuses et ainsi utilisé détermine moins souvent la sensation de constriction dans la mâchoire, que nous avons signalée. C'est la méthode recommandée par MM. Grenet et Drouin. On le dissout en solution glucosée phéniquée.

Le tartrobismuthate de sodium et de potassium ou émétique de bismuth, dans lequel l'oxyde de bismuth combiné à l'acide tartrique joue le rôle d'un acide pour éthérifier une des deux fonctions alcool secondaire de l'acide tartrique, est un corps blanc cristallisé, soluble dans l'eau, contenant 48 0/0 du bismuth métallique.

M. Jeanselme utilise dans son service la formule suivante :

Tartrobismuthate de sodium et de potassium	0,10
Solution aqueuse de glucose à 15 0/0, additionnée de 1.60 0/0 de phénol ordinaire q. s.	1cm³20

Dans un récipient en verre sérax, faisant dissoudre à la chaleur d'un bain-marie le tartrobismuthate dans la solution glucosée phéniquée, on filtre sur papier et l'on répartit en ampoules que l'on stérilise par trois chauffages de 20 à 30 minutes dans la vapeur fluente d'un bain-marie, la stérilisation par ébullition rendant le produit douloureux et capable de provoquer une réaction fébrile.

On injecte 10 centigrammes tous les deux jours ou 5 centigrammes tous les jours jusqu'à concurrence pour une cure, de 1gr,20 à 1gr,50 de sel, soit 0gr,60 à 0gr,75 de bismuth métal.

A côté de ce produit, signalons le mélange de MM. Sézary et Pomaret contenant parties égales d'arsenobenzol et de tartrobismuthate soluble. Ce mélange pratiqué au moment de l'injection est destiné à corriger la toxicité du bismuth et à lui adjoindre les effets de blanchiment plus énergiques de l'arsenic. Il s'emploie de la même façon et aux mêmes doses que le précédent.

Vu la grande toxicité du bismuth introduit directement dans les veines, la plupart des produits utilisés sont des suspensions huileuses de sels insolubles, par conséquent plus lentement absorbables.

Le premier en date a été le tartrobismuthate de sodium et de potassium. C'est un produit tout différent de l'émétique de bismuth, contenant un peu plus de métal que celui-ci, et offrant l'aspect d'une poudre blanche insoluble dans l'eau, onctueuse au toucher, donnant avec l'huile des émulsions assez stables. C'est un produit d'ailleurs assez mal défini et dont la teneur en bismuth varie d'un échantillon à l'autre. Les ampoules sont dosées par cent. cube à 10 centigrammes de produit, contenant environ 60 0/0 de métal. On recommanda tout d'abord l'injection de 20 centigrammes tous les deux jours ou 30 centigrammes tous les trois jours. En présence des nombreux cas de stomatite observés, il semble que ces doses soient beaucoup trop fortes et M. Milian ne fait plus que 20 centigrammes tous les quatre, cinq ou même six jours. D'autres auteurs préconisent 30 centigrammes tous les quatre jours pour les trois premières injections, puis 20 centigrammes tous les quatre jours pour les quatre suivantes et enfin 20 centigrammes tous les six jours pour le reste de la série. Il est difficile d'établir une règle uniforme. Le médecin se basera surtout sur l'état de la bouche et des urines de son malade. La cure comprend l'injection d'au moins 3 grammes de produit.

Beaucoup moins riche en métal, l'iodoquinate de bismuth est une poudre rouge vermillon, insoluble dans l'eau et se mettant facilement en suspension huileuse. Sa composition ne paraît pas rigoureusement constante et il contient environ 22 0/0 de bismuth. Il doit son action thérapeutique à l'association : iode, quinine et bismuth. On peut l'employer à doses assez fortes sans avoir à redouter la stomatite. Chez M. Fournier, on injecte 30 centigrammes, trois fois par semaine jusqu'à un total de 3gr,60. Les suspensions huileuses sont également dosées à 10 centigrammes de produit par cent. cube.

Le succinate de bismuth est une poudre blanche, insoluble dans l'eau, contenant 73 0/0 de métal, conçue par association des propriétés antispécifiques de l'acide succinique et du bismuth, par analogie avec l'imide succinique de mercure, autrefois surtout employée en Allemagne. La suspension utilisée est dosée à 10 centigrammes par cent. cube et l'on peut injecter 30 à 40 centigrammes tous les quatre jours sans redouter d'accident. La cure comporte une douzaine de piqûres, soit par conséquent 3gr,50 à 4 grammes de produit injecté.

Avec l'hydroxyde de bismuth (protoxyde de bismuth hydraté) nous arrivons aux produits très riches en métal. Il contient 86 0/0 de bismuth et se présente comme une poudre blanche extrêmement fine pouvant être mise en suspension huileuse. Il est dosé à 5 ou 10 centigrammes par cent. cube de suspension et l'on peut injecter 30 à 40 centigrammes tous les quatre jours, jusqu'à concurrence de 4 grammes environ. Si le malade supporte mal le produit, s'il présente de la gingivite, on n'emploiera que 20 centigrammes tous les trois ou quatre jours.

Enfin le bismuth métallique récemment expérimenté sur le lapin par MM. Sazerac et Levaditi, et utilisé dans leur service par MM. Fournier et Guénot, est une suspension huileuse ou isotonique de bismuth précipité à l'état de division extrême et préparé par réduction du tartrobismuthate de soude. C'est un produit noir que l'on peut injecter à la dose de 15 à 25 centigrammes deux fois par semaine; 1 cent. cube de suspension renferme 10 centigrammes de bismuth. La cure comprendra une douzaine d'injections environ, par conséquent l'administration de $2^{gr},50$ à 3 grammes de bismuth. Là encore on se guidera sur l'état de la bouche pour poursuivre le traitement (1).

Signalons enfin l'amalgame de Huerre, ainsi composé : trois parties de bismuth pour une de mercure. On maintient dans un bain de sable à 350° en faisant passer un courant de gaz carbonique pour empêcher l'oxydation. Après refroidissement, les cristaux obtenus sont porphyrisés. A 40 grammes d'amalgame, on ajoute 20 grammes de lanoline stérilisée et on complète à 100 cent. cubes avec de l'huile d'amandes douces neutre et stérile. Une division de la seringue de Barthélemy correspond alors à 1 centigramme d'amalgame soit $7^{mgr},5$ de bismuth et $2^{mgr},5$ de mercure.

Après une cure avec l'un de ces produits, il importe de vérifier le Wassermann. Si le malade a été mis en traitement aux périodes secondaire ou tertiaire, la séro-action est encore positive, parfois elle est amoindrie. Les opinions varient alors selon les auteurs. Les uns accordent un repos de vingt à trente jours et reprennent une nouvelle cure semblable à la première et ainsi de suite jusqu'à négativation; les autres font une injection hebdomadaire jusqu'à négativation.

Si le Wassermann est devenu négatif, nous sommes encore plus embarrassés pour poursuivre le traitement. Il est hors de doute qu'il ne faut pas s'arrêter. Mais pour déterminer la durée totale du traitement, c'est l'expérience qui nous fixera et l'introduction du bismuth en thérapeutique antispécifique est encore trop récente. Il paraît acquis que le Wassermann se maintient plus longtemps négatif avec les sels riches en bismuth comme le succinate, l'hydroxyde ou le bismuth métallique; aussi comme traitement d'entretien les injections hebdomadaires de ceux-ci paraissent tout indiquées, à raison de 8 à 10 injections par série,

(1) Chez le nourrisson, ces produits s'emploient à la dose de 2 à 3 centigrammes en injections bi-hebdomadaires par séries de douze à quinze.

répétées d'abord tous les deux à trois mois, plus espacées dans la suite.

Le sujet reste, en effet, beaucoup plus longtemps sous l'action du bismuth que des autres produits injectés jusqu'à présent : arsenic ou mercure. L'élimination en est très lente ou du moins elle se poursuit assez longtemps. Grâce aux recherches de Léger et récemment à celles de M. Aubry, nous savons que le métal s'en va à travers les reins, les glandes salivaires, la paroi intestinale, le foie, la peau, les glandes mammaires.

Dès 1886, Steinfeld observait une élimination assez rapide du bismuth, par les urines, mais en possession sans doute d'une technique bien imparfaite, il prétendait ne plus rien trouver dix à quinze heures après l'injection.

Le réactif utilisé par Léger quelques années plus tard permettait de précipiter le bismuth à l'état d'iodobismuthate d'alcaloïde, poudre rouge insoluble dans l'eau. Il se servait d'une solution de cinchonine et d'iodure de potassium dans l'eau distillée, et obtenait une réaction sensible à 1/500000. Mais dès cette époque il annonçait la possibilité de remplacer la cinchonine par un autre alcaloïde.

M. Aubry a trouvé plus commode de lui substituer la quinine, la réaction restant tout aussi sensible. Il utilise alors le réactif suivant :

Sulfate de quinine officinal	1 gr.
Iodure de potassium	2
Eau distillée q. s	100 cm³.

Sulfate de quinine et iodure de potassium sont dissous dans chacun 50 cc. d'eau. On ajoute à la première solution quelques gouttes d'acide sulfurique pour dissoudre plus facilement la quinine et l'on mélange les deux solutions.

M. Aubry conseille d'effectuer ainsi les recherches :

Évaporer à sec le produit suspect de contenir du bismuth, puis calciner à cendres blanches en s'aidant d'acide azotique.

Le bismuth passe à l'état de nitrate, puis de sesquioxyde de bismuth très stable à la chaleur. Reprendre les cendres par quelques cent. cubes d'eau distillée, légèrement acidulée par l'acide azotique. Porter à l'ébullition, filtrer et laisser refroidir. A 2 cent. cubes de réactif iodoquinique, ajouter un 1/2 cent. cube de liquide clair. En présence de bismuth, on obtient immédiatement un précipité rouge orangé d'iodoquinate de bismuth. Si la proportion de bismuth mis en œuvre est faible, on observe seulement une coloration orangée, le précipité se rassemblant lentement au fond du tube avec ses caractères.

La présence de fer peut être toutefois une cause d'erreur. Avec le réactif iodoquinique, les sels de fer donnent tout d'abord un précipité jaune qui devient, dans la suite, rouge brique. Ce caractère permet de le différencier du précipité d'iodoquinate de bismuth rouge orangé dès le début et persistant tel dans la suite. Il est utile néanmoins de vérifier la pureté des produits employés et spécialement de l'acide nitrique et de n'utiliser aucun objet en fer pour la calcination.

Cette réaction permet de caractériser la présence du bismuth non seulement dans l'urine, mais dans les matières fécales, la salive, la bile, le lait, la sueur, les tissus, le sang et même dans le liquide céphalo-rachidien.

Un dosage précis n'est pas encore possible à l'heure actuelle à cause des impuretés contenues dans les urines ; la neisslérisation est impossible.

On constate que l'élimination se fait d'abord assez rapidement. Mais, contrairement aux affirmations de Steinfeld, on ne retrouve le bismuth que quinze à dix-huit heures après l'injection. Il faut, sans doute, en accuser l'administration de doses beaucoup plus faibles que celles utilisées par cet auteur. Cette élimination d'abord assez forte diminue ensuite et dure assez longtemps : trois semaines à un mois après une cure, on trouve encore le métal dans les tumeurs et les excrétions. MM. Fournier et Guénot prétendent même l'avoir décelé plusieurs mois après la cessation du traitement.

Les urines peuvent présenter, d'ailleurs, macroscopiquement un aspect spécial. Elles sont d'abord émises claires, mais abandonnées à l'air, sous l'influence, sans doute, d'une certaine fermentation, elles peuvent devenir noires, un dépôt se forme dans lequel on trouve du sulfure de bismuth et des quantités notables d'indol. Le bismuth s'éliminerait donc à l'état d'indoxylsulfate, abandonnant du sulfure de bismuth. Mais en les stérilisant et en les plaçant dans des tubes bouchés, elles restent parfaitement claires, alors qu'un tube témoin abandonné à lui-même se colore en noir.

Au microscope, on constate dans le précipité de nombreux cristaux noyés dans une masse de granulations amorphes de coloration brun noirâtre.

Ce précipité se dissout facilement dans l'acide azotique et reprend son aspect primitif avec l'hydrogène sulfuré.

Traité par l'acide sulfurique, il dégage de fines bulles d'un gaz noircissant le papier à l'acétate de plomb, toutes réactions qui traduisent par conséquent la présence de sulfure de bismuth.

Après les urines ce sont les matières fécales qui éliminent le plus de bismuth, soit par l'intermédiaire de la bile, soit à travers l'intestin et plus spécialement le côlon. L'élimination se fait à l'état de sulfure, ce qui explique la coloration noire de cette partie du tube digestif et des fèces excrétées.

Les glandes salivaires sont également une voie d'appel assez importante pour le bismuth.

Enfin, à un degré moindre, nous pouvons signaler la sueur et le lait. Cette dernière voie est assez intéressante et nous pouvons émettre l'hypothèse qu'elle permettra peut-être de traiter une hérédo-syphilis du nourrisson par injections de sels de bismuth à la mère, comme cela se pratique avec le mercure.

CHAPITRE IV

RÉSULTATS
RÉACTIONS CONSÉCUTIVES

MM. Sazerac et Levaditi, au cours de leurs expériences, avaient surtout traité des animaux porteurs de plaies infectées par le tréponème, comme le sont les chancres ordinaires et c'est à la disparition des spirochètes et à la cicatrisation des lésions qu'ils avaient reconnu l'efficacité du produit. Aussi devait-on étudier avec le plus grand soin vis-à-vis de l'accident primaire les résultats obtenus à l'aide du bismuth dans la syphilis humaine.

Par des examens quotidiens, soit à l'ultra-microscope, soit par la méthode de Tribondeau-Fontana, le tréponème fut soigneusement recherché au niveau des lésions.

Dans bon nombre de cas, on constata sa disparition après une seule injection, le lendemain ou le surlendemain de celle-ci. Avec le tartrobismuthate soluble, M. Jeanselme dans un cas, n'a plus observé de spirochètes, dix heures seulement après la première injection.

Plus souvent, il faut attendre la deuxième piqûre et dans certaines infections que l'on pourrait qualifier de tenaces, le résultat n'a été obtenu qu'après la troisième injection. Avec le même tartrobismuthate soluble, M. Jeanselme signale un cas dans lequel le tréponème, disparu à la soixantième heure, est réapparu cinq jours et demi après le début du traitement, malgré la continuation de celui-ci, comme si la troisième injection avait produit une réactivation du virus. Il s'agissait, d'ailleurs, d'un malade présentant, outre l'accident primaire, des lésions secondaires cutanéo-muqueuses.

Cette disparition des tréponèmes, à la fois superficielle et profonde, ainsi qu'en témoignent les examens par grattage ou par biopsie, s'accompagne en même temps de cicatrisation du chancre plus ou moins rapide selon son étendue et selon son siège. La zone centrale érosive cesse d'abord de suinter, s'assèche peu à peu, les bords s'épidermisent, la surface de la plaie diminue jusqu'à cicatrisation complète. S'il s'agit de petits chancres, celle-ci peut être obtenue en 6 à 7 jours, s'ils sont plus vastes, il faut parfois attendre 3 semaines ou même davantage. S'ils siègent sur une muqueuse la guérison est également plus rapide que sur la peau.

Dans certains cas, le processus est différent. On observe un retard de la cicatrisation. L'érosion paraît même ne pas bouger pendant 10 à 15 jours, mais elle perd son aspect « tranche de jambon » ressemble à une plaie banale, puis l'épidermisation commence et dès lors s'opère avec une grande rapidité, comme s'il se produisait pendant quelques jours une résistance de l'infection à la thérapeutique.

On est obligé, néanmoins, de reconnaître que le blanchiment des lésions s'opère un peu plus lentement qu'avec l'arsenic.

Par contre, l'induration de la cicatrice, si tenace avec les arsénobenzènes, diminue plus rapidement au cours du traitement par le bismuth.

Celui-ci possède également une action plus marquée que celle de l'arsenic sur l'adénopathie consécutive à l'accident primaire. Là encore, on observe les deux stades : d'abord disparition des tréponèmes, puis diminution de volume des ganglions. M. Fournier, ayant dans plusieurs cas recherché et trouvé le spirochète après ponction ganglionnaire, en a progressivement suivi la disparition. Peu à peu l'adénopathie devient moins grosse et, dans certains cas, elle s'efface même totalement. M. Fournier cite un cas de ganglions consécutifs à un chancre de l'amygdale ayant atteint le volume d'un œuf de pigeon à un œuf de poule et redevenus de grosseur à peu près normale sous l'influence du traitement par le bismuth.

Enfin, on est à même de se rendre compte de l'action profonde de la thérapeutique par l'évolution de la maladie. Le sujet ainsi traité voit sa syphilis, pour ainsi dire jugulée, subir un temps d'arrêt. Il ne constate pas de roséole, ni de plaques muqueuses, ou du moins leur apparition, considérablement retardée, ne se produit qu'en cas d'arrêt définitif du traitement.

Si celui-ci n'est entrepris qu'à la période secondaire, l'influence du bismuth est également favorable sur les accidents. Toutefois, ceux-ci présentent souvent une exacerbation passagère, c'est ce que nous appelons la réaction d'Herxheimer.

La cicatrisation des plaques muqueuses s'opère assez rapidement. Le tréponème commence par faire défaut à leur niveau, les érosions s'assèchent et la guérison se produit en quelques jours. M. Jeanselme cite un cas de plaques amygdaliennes ayant disparu dans les premiers jours du traitement, puis réapparu après la douzième injection, pour enfin se cicatriser définitivement. Ces faits, d'ailleurs, assez rares, prouvent que la réaction d'Herxheimer, sorte de réactivation du spirille, disparait en continuant le traitement et ne présente aucun danger.

S'il s'agit de plaques papulo-hypertrophiques, comme on en aperçoit souvent autour de l'anus ou de la vulve, la guérison est plus lente. Sous l'influence du bismuth, les lésions se fanent, s'affaissent peu à peu, deviennent de moins en moins suintantes à mesure que l'on poursuit les injections, et l'épidermisation n'est parfois complète qu'au bout de quinze jours à trois semaines.

Pendant 24 heures, la roséole parait souvent plus marquée, puis les jours suivants, vers le cinquième ou sixième jour en général, elle pâlit, prend une teinte cuivrée, s'efface peu à peu et en trois à douze jours, selon son intensité, elle a complètement disparu.

Les papules de la roséole pâlissent vers le sixième ou le huitième jour; dans certains cas, au contraire, elles semblent prendre tout d'abord une teinte plus foncée, mais elles s'affaissent peu à peu. L'induration diminue. Elles se colorent en jaune cuivre et enfin guérissent sans laisser de traces au bout de quinze à vingt-cinq jours.

Les syphilides palmaires et plantaires sont plus rebelles, mais elles ont néanmoins généralement disparu à la fin de la première cure.

L'alopécie cesse vers le dixième ou le douzième jour.

La néphrite due à la période secondaire de la syphilis diminue et guérit totalement en trois semaines environ. Mais, dans ces cas, il est nécessaire d'observer le malade avec grand soin, car le traitement au bismuth est capable, à lui seul, comme nous le verrons, de provoquer de l'albuminurie. Le rein étant par excellence l'organe éliminateur, il convient de s'assurer de la nature spécifique de la néphrite, par conséquent de commencer le traitement avec une grande prudence, et de constater par des analyses d'urines répétées, que l'on n'augmente pas une imperméabilité rénale due à tout autre cause qu'à la syphilis.

Veber signale des ictères de la période secondaire s'affaiblissant après trois injections et disparaissant totalement après cinq injections de 0,20 de tartrobismuthate.

Dans un cas d'arthrite spécifique secondaire, il constate en trois injections diminution puis disparition des douleurs; après six, le gonflement et l'hydarthrose s'affaissent et disparaissent. Mais on observe souvent, dit-il, dans ces cas, une aggravation transitoire après la première piqûre.

La syphilis maligne précoce de Queyrat cède également au traitement par le bismuth et l'on peut espérer la cicatrisation des lésions en une cure. M. Azoulay en a présenté un cas remarquable à la Société de Dermatologie et de Syphiligraphie en février 1922.

Les maux de tête, la courbature, les douleurs osseuses qui accompagnent souvent la période secondaire disparaissent plus ou moins rapidement mais définitivement.

Si l'état général est atteint, il s'améliore assez rapidement ; dans un cas de syphilis secondaire avec fièvre à 39°, insomnie, asthénie très marquée, céphalée intense et continue, M. Jeanselme constate dès la quatrième injection l'atténuation de la roséole, l'amélioration de l'état général, le retour de l'appétit et du sommeil, la cessation de la céphalée. La malade accuse un bien-être général, et la température descend en lysis, à partir de la cinquième injection, pour arriver enfin à la normale.

De même que le traitement entrepris à la période primaire empêche l'éclosion des accidents secondaires, les sels de bismuth, employés à la période secondaire, arrêtent l'évolution de la syphilis et suppriment les accidents tertiaires.

Les résultats obtenus sur les accidents tertiaires sont également des plus intéressants. Les gommes non ulcérées fondent rapidement sous l'influence de ce métal et en vingt à vingt-cinq jours, elles ont complètement disparu. S'il y a une plaie, le processus de cicatrisation est plus lent mais il se produit néanmoins peu à peu. Le fond de l'ulcération se déterge tout d'abord, puis bourgeonne, les bords deviennent moins saillants, l'étendue diminue, la partie profonde se comble totalement et enfin l'épidermisation se produit jusqu'à cicatrisation complète. La durée de ce processus varie naturellement suivant l'importance de l'ulcération.

S'il s'agit d'ostéopériostites, de vastes placards ulcéro-croûteux, l'évolution est la même, moins rapide qu'avec l'arsenic, mais tout aussi sûre et plus durable, les tissus étant plus profondément et plus longtemps imprégnés par le bismuth, que par les arsénobenzènes.

Un cas de leucoplasie linguale, traité par M. Fournier, a été très amélioré, mais non complètement guéri.

Les localisations viscérales ou vasculaires de la syphilis

tertiaire sont tout à fait justiciables du traitement par les sels de bismuth; qu'il s'agisse de spécificité du foie, de la rate, des reins, des poumons, on constate des améliorations très sensibles. Il en est de même des artérites syphilitiques et nous avons observé, dans le service de M. Fournier, un malade atteint d'une volumineuse ectasie de la crosse de l'aorte, dont la poche a diminué peu à peu, sous l'influence du traitement, pour disparaître totalement en quelques semaines, au moins cliniquement, car radiologiquement on constate encore une ombre très élargie.

En ce qui concerne les accidents de syphilis nerveuse, il est difficile de poser dès maintenant des conclusions fermes. Il faut encore de longs mois d'expérimentation avant de pouvoir déterminer nettement l'influence du bismuth.

S'il s'agit d'accidents tertiaires, gommes, artérites, etc., les lésions du cerveau ou de la moelle sont influencées comme celles de n'importe quelle autre partie du corps, puisque nous savons que le bismuth traverse la dure-mère, du moins quand les centres nerveux sont lésés. Tout au plus pouvons-nous observer de temps en temps une exagération transitoire des symptômes.

Mais s'il s'agit d'accidents quaternaires (paralysie générale, tabes), la difficulté est beaucoup plus grande. Il faut de longs délais, avant de pouvoir affirmer que les améliorations observées au cours du traitement sont définitives et ne cesseront pas dans la suite malgré le traitement.

Dans le tabes, il semble bien que l'on ait une sédation de l'élément douleur. Les douleurs fulgurantes diminuent de fréquence pour disparaître totalement ou du moins pendant de longs mois. Les crises viscérales deviennent moins longues, plus espacées, pour cesser également complètement. Au point de vue de l'incoordination des mouvements, on observe parfois de grandes améliorations dans la stabilité. On a même signalé la réapparition des réflexes. S'agit-il seulement d'un arrêt dans l'évolution de la dégénérescence et d'une accoutumance du malade à ses lésions? Il n'est pas encore possible de rien affirmer avec certitude. Enfin, on constate une diminution de la lymphocytose dans le liquide céphalo-rachidien et négativation progressive du Wassermann.

Dans la paralysie générale, on note une diminution de la déchéance intellectuelle, une sédation de l'excitation cérébrale; le délire est moins fort, l'individu cesse de crier, la confusion mentale devient moins grande. Le malade peut marcher et même se livrer à quelques travaux; il se sent plus fort, il s'exprime plus facilement et de façon à se faire comprendre, il peut compter, se guider dans le temps et dans l'espace.

S'il se trouvait à la période de cachexie, l'état général devient souvent meilleur. On note même une augmentation de poids.

Toutefois les cas ne sont pas encore suffisamment nombreux, la durée du traitement n'est pas assez longue pour être nettement fixé sur la valeur du bismuth. Il semble pourtant, d'après les faits observés jusqu'à présent, qu'il y a intérêt à l'essayer et, dans bon nombre de cas, on observe des améliorations partielles, satisfaisantes néanmoins, si on les compare aux résultats peu encourageants obtenus par l'arsenic ou le mercure. Reste à savoir quelle en sera la durée. C'est encore la partie la plus ingrate de la thérapeutique antispécifique par le bismuth.

Au cours de la gestation, la femme supporte parfaitement le bismuth. Il agit bien sur la syphilis de la mère, non seulement il ne provoque pas l'avortement et ne nuit pas au fœtus, mais il permet, s'il est appliqué à temps, de mener la grossesse à terme et de mettre au monde un enfant exempt, tout au moins extérieurement, de manifestations spécifiques. Mais, là encore, une expérimentation comportant un plus grand nombre de cas est nécessaire pour se rendre compte de l'action du bismuth sur l'état de grossesse de la mère et sur l'organisme de l'enfant.

Enfin, le bismuth paraît également avoir une influence heureuse sur les accidents d'hérédo-syphilis.

M. Tixier signale le cas d'un enfant de douze ans ayant présenté de mai 1920 à novembre 1921, des gommes de la langue, des lèvres, des parotides, disparaissant assez lentement au cours du traitement par l'arsenic, le mercure ou les iodures, pour réapparaître aussitôt dès qu'on cessait le traitement.

En juillet 1921, une double kératite apparaît, les tics nerveux augmentent considérablement, l'état mental devient très médiocre. A la ponction lombaire, on a un liquide hypertendu avec albuminose atteignant 1 gramme par litre et une vingtaine de lymphocytes par champ. Le Wassermann est nettement positif.

En un mois, après avoir reçu 1gr,55 de tartrobismuthate, l'enfant est complètement transformé. L'état mental s'est amélioré, les lésions gommeuses se sont cicatrisées. La ponction lombaire ne révèle plus qu'un liquide légèrement hypertendu, quelques centigrammes seulement d'albumine par litre, avec un ou deux lymphocytes tous les dix ou vingt champs.

Depuis, cette amélioration a persisté.

Il s'agissait là d'un résultat des plus intéressants, si l'on considère que l'enfant n'avait pas été amélioré par les méthodes usuelles de traitement : arsenic, mercure, iodure de potassium.

On rencontre de temps en temps des malades sur la syphilis desquels les anciennes méthodes de traitement n'ont aucune influence. M. Fournier cite un individu qui avait reçu en quatre ans plus de 700 injections arsenicales ou mercurielles, M. Guibert, de Tours, en cite un autre atteint de chancre de la verge, dont la lésion, de la taille d'un haricot au début du traitement, était devenue grande comme une pièce de cinq francs, après administration de 6gr,25 d'arsenobenzol par injections hebdomadaires de 0gr,15 à 0gr,90, accompagnées d'injections d'huile au calomel. D'autres malades ne supportent ni l'arsenic ni le mercure, par suite de crises nitritoïdes ou d'érythrodermies pour le premier, de diarrhée ou de stomatite pour le second. Dans ces cas de résistance ou d'intolérance, le bismuth est alors le produit tout indiqué et peut donner les meilleurs résultats.

Outre son action superficielle de blanchiment dont nous avons parlé jusqu'à présent, il pénètre jusqu'au niveau de la cellule, jusque dans les parties les plus intimes de l'organisme. Quoique encore bien récente, l'expérimentation permet, néanmoins, de tirer des conclusions assez fermes en ce qui concerne la négativation de la réaction de Wassermann.

Un malade mis en traitement à la période primaire, alors que son Wassermann est encore négatif, ne voit pas celui-ci devenir positif au cours du traitement. L'infection se trouve donc arrêtée, du moins provisoirement dans son évolution et n'imprègne pas plus profondément le sujet.

Au cas où la réaction est pleinement positive, le bismuth est capable de la faire virer comme les autres antisyphilitiques, mais son action est plus lente que celle de l'arsenic. Il faut souvent attendre quatre à cinq mois pour arriver à ce résultat. La plupart du temps, une seule série d'injections ne suffit pas pour négativer un Wassermann complètement positif. Fréquemment, même, il n'a pas bougé après une première cure. Il arrive même parfois qu'une réaction douteuse au commencement du traitement devienne nettement positive vers le quinzième ou vingtième jour. C'est l'analogue pour le sang, de la réaction d'Herxheimer que nous avons observée pour les lésions cliniques de syphilis. Nous assistons ensuite progressivement à l'hémolyse et nous avons W^1 puis W^2, W^3 et enfin W^4 au bout de trois ou quatre mois en moyenne.

La négativation du Wassermann, aux périodes tertiaire ou quaternaire, est encore beaucoup plus difficile et demande de longs mois. Il semble bien que l'action du bismuth doive se faire sentir régulièrement dans ces cas, mais avec une lenteur encore beaucoup plus grande qu'au cours des syphilis primaire ou secondaire.

Aussi, en présence de la négativation plus lente du Wassermann avec le bismuth, est-on en droit de se demander s'il ne serait pas préférable, quand c'est possible, de faire d'abord virer la réaction sanguine avec les arsenobenzènes et de n'employer les sels de bismuth qu'à titre de traitement d'entretien. C'est la méthode employée par un certain nombre d'auteurs. C'est en présence de cette constatation que M. Sézary mélange un peu d'arsenobenzène à la solution de tartrobismuthate. Mais empressons-nous d'ajouter que ce n'est pas là une réserve absolue et s'il est impossible d'utiliser l'arsenic, le bismuth est suffisant à lui seul pour faire virer la réaction de Wassermann.

Puisqu'on a retrouvé le métal dans le liquide céphalo-rachidien, on était en droit d'espérer une influence heureuse de celui-ci sur les éléments anormaux du liquide. Les faits sont venus confirmer la théorie. Nous avons déjà vu les bons résultats obtenus par M. Tixier dans un cas d'hérédo-syphilis. M. Fournier signale un cas de méningite syphilitique secondaire remarquablement guéri par le tartrobismuthate. Le malade présentait, à son entrée dans le service, de la céphalée, de la raideur de la nuque, du Kernig. Son liquide céphalo-rachidien contenait 400 lymphocytes par millimètre cube. On pratique une injection de 0,30 de tartrobismuthate. Une nouvelle ponction, pratiquée trois jours après, ne donne plus que 38 lymphocytes. Le malade reçoit 1gr,70 en 18 jours. Une troisième ponction ne révèle plus que 7 lymphocytes. L'albuminose a également disparu. Concurremment les autres symptômes se sont amendés et, au bout de 15 jours, le malade pouvait se lever, manger, marcher, se considérer comme guéri. En continuant le traitement, le Wassermann commençait les mois suivants à virer dans le liquide céphalo-rachidien.

Tels sont les premiers résultats obtenus par la médication bismuthique. Ils sont donc des plus intéressants, traduisant l'action à la fois superficielle et profonde du produit. Toutefois l'avenir seul pourra nous dire pendant combien de temps, il faut faire le traitement d'entretien, à partir de quelle époque un individu pourra se considérer comme stérilisé. En un mot, il n'est pas encore possible de fixer d'une façon absolue l'action intime du bismuth, vis-à-vis du spirochète.

Les résultats cliniques obtenus jusqu'à présent par le bismuth sont intéressants; il ne faut cependant pas en déduire que cette thérapeutique soit exempte de tout incident. Elle présente ses avantages et ses inconvénients.

Les accidents si impressionnants de crise nitritoïde ou d'apoplexie séreuse que nous observons de temps en temps avec les arsenobenzènes n'ont jamais été remarqués avec le bismuth.

Les érythrodermies, les névrites parfois bilatérales, qui sont une contre-indication à la poursuite du traitement arsenical, ont été, jusqu'à présent, très rarement observées avec le nouveau métal. M. Lortat-Jacob, seul, a signalé un cas d'érythrodermie avec l'iodoquinate.

Toutefois il faut se rappeler, comme l'ont montré les expériences de MM. Dalché et Villejean, Balzer, Sazerac et Levaditi, que le bismuth est toxique pour l'organisme. Aussi une technique défectueuse, un traitement trop intense, une surveillance relâchée du malade, une fabrication imparfaite du produit, exposent à des accidents variables.

Le mieux étudié, parce qu'il fut le premier constaté, et parce qu'il est encore le plus fréquent, c'est la stomatite, se présentant dans certains cas avec un début dramatique, dans d'autres restant au stade d'imprégnation buccale, c'est-à-dire de liséré gingival (Milian, Hudelo, Azoulay).

Un grand nombre de malades présentent le liséré gingival et avec les premiers sels employés, on peut dire qu'il était rare de trouver un malade soumis au traitement avec les doses courantes, n'ayant aucune trace d'imprégnation gingivale bismuthique. Les premiers travaux de MM. Milian, Hudelo, etc..., sont catégoriques à ce sujet. Maintenant que l'on ne traite plus exclusivement les malades par le tartrobismuthate, un plus grand nombre y échappent.

Le liséré bismuthique peut survenir même chez les individus présentant une mâchoire en parfait état et prenant des soins rigoureux d'hygiène buccale. Les dents sont un point d'appel pour le liséré, car il ne se manifeste jamais primitivement là où elles font défaut. Il va sans dire par conséquent que les malades ayant des chicots, des dents cariées, sont plus exposés à faire cet accident ou d'autres encore plus graves.

Le liséré se présente comme une mince bande noire ou bleu ardoisé qui festonne également le bord libre des gencives sur toute son étendue, ou bien prédomine ou même se localise au niveau des dents cariées. Il présente de grandes analogies avec le liséré de Burton dans le saturnisme.

Son importance est en rapport non seulement avec l'état antérieur de la bouche, mais aussi avec le médicament employé, la dose injectée, et l'intervalle entre chaque piqûre. La combinaison tartrobismuthique paraît le provoquer électivement.

Selon les cas, il survient dès la première injection ou à la deuxième; il peut n'apparaître que tardivement après la septième, la huitième ou même la dixième.

Il débute au niveau d'une lésion dentaire, si minime soit elle, d'un dépôt de tartre, d'une érosion insignifiante, fréquemment à la base des incisives inférieures, sous forme de croissants ou de taches ponctiformes noires ou bleues. C'est là le signal-symptôme. Le bord libre de la gencive se trouve envahi sur tout le pourtour de l'orifice dentaire et la face interne des gencives présente souvent une teinte plus accentuée.

Son évolution est lente. Il persiste pendant toute la durée du traitement et disparaît lentement, parfois des semaines et des mois après la cessation de celui-ci.

Moins fréquentes et survenant en général après le liséré, on peut observer des taches pigmentaires, circonscrites, plus ou moins étendues. Comme le liséré, elles ne présentent aucun signe fonctionnel : ni douleur, ni dysphagie, ni salivation, et l'on ne peut constater leur présence que par l'inspection de la bouche. Elles présentent une teinte analogue à celles du liséré et rappellent la maladie d'Addison. Leur diamètre, variable, peut être égal à celui d'une tête d'épingle ou atteindre celui d'une pièce de deux francs. Généralement arrondies, elles présentent parfois néanmoins des contours irréguliers. On a même signalé des cas de pigmentation diffuse siégeant sur l'ensemble de la muqueuse, mais la teinte en est peu foncée. On les observe sur la muqueuse jugale, sur la face postérieure des lèvres, et alors elles sont en général assez vastes, ou bien sur la langue et la région sublinguale, la voûte palatine, les amygdales, on observe alors plus souvent un pointillé noirâtre; enfin sur les gencives mêmes, sous forme de taches ou traînées linéaires, se prolongeant jusqu'au voisinage du sillon gingivo-labial.

Leur évolution est plus rapide que celle du liséré, si l'on arrête le traitement, elles disparaissent en une dizaine de jours.

Tant que les lésions s'arrêtent à ce degré de liséré ou de taches, on peut continuer la thérapeutique. Elles ne sont pas une contre-indication; mais il y a lieu de se méfier et de surveiller le malade. car on peut avoir des complications inflammatoires. Au niveau des taches surtout, la muqueuse devient friable, elle peut s'ecchymoser et s'exulcérer au centre.

A un degré plus accentué, le malade présente de la gingivite avec des signes fonctionnels spéciaux : gêne à la mastication, endolorissement des gencives plus ou moins localisé, généralement plus marqué aux gencives inférieures, et du côté où le malade se couche. On peut même observer de vives douleurs auriculaires, sus-maxillaires, une dysphagie assez sérieuse. Mais à ce degré, il n'existe pas encore de ptyalisme et la fétidité de l'haleine est peu marquée, deux caractères négatifs qui différencient la gingivite bismuthique de la gingivite mercurielle.

Le début en est souvent brusque. Là où il existe déjà un liséré, au niveau d'un chicot ou à la partie médiane de la mâchoire inférieure, nous apercevons une muqueuse gingivale rouge, boursouflée, douloureuse à la pression, parfois recouverte d'un léger enduit opalin.

Puis cet endroit devient grisâtre, sanieux; au-dessous, la muqueuse apparaît ulcérée et saignante. Les dents sont déchaussées, ébranlées, et la pression des espaces gingivo-dentaires fait sourdre des gouttelettes de pus.

On peut même observer un décollement de la muqueuse, qu'un stylet peut écarter du rebord dentaire. Dans certains cas, il existe un peu d'adénite sous-maxillaire.

Heureusement ces accidents, au premier abord assez alarmants, présentent une grande bénignité si on interrompt le traitement, autre caractère de différenciation d'avec la gingivite mercurielle. La guérison survient en huit à quinze jours. Si l'on veut poursuivre quand même le traitement, mais en diminuant ou en espaçant les doses, la gingivite reste stationnaire et ne disparaît pas. Si l'on continue le traitement comme auparavant, on risque fort d'avoir des accidents graves de stomatite ulcéreuse. Il faut noter d'ailleurs que la reprise du traitement après guérison des accidents inflammatoires peut donner lieu à une récidive.

La stomatite ulcéreuse présente trois types spéciaux : ulcérations circonscrites, forme diffuse, forme grave.

Hâtons-nous de dire que cette dernière, traduisant une intoxication profonde, n'a jusqu'à présent été observée qu'au cours des expériences sur les animaux de MM. Balzer, Dalché et Villejean, etc... L'animal meurt en présentant un syndrome cholériforme avec albuminurie, selles sanglantes, paralysies, etc.

Coexistant généralement avec de la gingivite, les ulcérations circonscrites peuvent se produire isolément, le plus souvent toutefois au niveau de taches pigmentaires. Elles peuvent survenir de façon précoce après la deuxième ou la troisième injection ou tardivement, parfois même quelques jours après la cessation du traitement. Le début, en général rapide, parfois même brutal, est plus rarement progressif et lent. C'est une exulcération aréolée, plus ou moins étendue et régulière, présentant au centre un dépôt blanchâtre, diphtéroïde, recouvrant une surface rouge ou grisâtre, saignant facilement, parfois semée d'un piqueté de granulations noirâtres, à bords irréguliers.

Nous observons en outre une gêne fonctionnelle, plus ou moins marquée, parfois du trismus, des hémorragies en nappe, une réaction ganglionnaire modérée.

Le pronostic en est bénin cependant et la guérison survient en 5 à 15 jours suivant les cas, à condition toutefois d'interrompre le traitement. Les pulvérisations au bleu de méthylène à 5 0/0, les lavages de la bouche à l'eau oxygénée ou au chlorate de potasse sont indiqués.

La forme diffuse, plus rare, peut succéder à la précédente ; exceptionnellement elle survient d'emblée. Elle est l'apanage des sujets présentant une dentition défectueuse.

Les muqueuses sont abrasées, sanieuses, sphacéliques. Elles présentent de vastes enduits diphtéroïdes. La langue est saburrale, les bords en sont ulcérés et portent l'empreinte des arcades dentaires. Comme dans la stomatite mercurielle, nous observons du ptyalisme, de la fétidité de l'haleine, quoique à un degré moins accentué. Les troubles fonctionnels sont très marqués : douleur, gêne de la mastication et de la déglutition, parfois même parole difficile. On peut observer des hémorragies en nappe. Il existe une adénopathie assez marquée. La température monte à 38°,5.

Les lésions sont, en général, plus accusées du côté où le malade se couche.

En cessant le traitement et en pratiquant des irrigations buccales, le pronostic reste bénin, les lésions s'amendent et guérissent en une quinzaine de jours.

La pathogénie de la stomatite bismuthique est la même que celle de toutes les stomatites. On y retrouve l'association fuso-spirillaire de Vincent, parfois à l'état presque pur, ou bien il s'y ajoute tous les saprophytes de la bouche. C'est pourquoi le saupoudrage des lésions avec les arsenobenzènes a une action bienfaisante. M. Sézary prétend même pouvoir empêcher cette stomatite avec son mélange d'arsenobenzène et de tartrobismuthate soluble.

M. Milian a trouvé en outre dans les lésions inflammatoires un microbe se rapprochant beaucoup du *Bacillus perfringens*.

Quant à la pigmentation, elle est due à l'apport sanguin de particules bismuthiques, se répandant abondamment surtout dans le derme papillaire et constituant des grains de forme irrégulière qui injectent les arborescences vasculaires interpapillaires.

La rapidité d'absorption du bismuth en injections est la cause de ces accumulations que l'on n'observe pas avec des doses beaucoup plus fortes données par la bouche.

Ce qu'il y a lieu de retenir dans la stomatite bismuthique, c'est sa bénignité, mais néanmoins la nécessité d'interrompre le traitement en cas de lésions inflammatoires.

La fréquence en a beaucoup diminué à mesure que la technique s'est améliorée, et une surveillance continue de la bouche du malade doit désormais permettre de la considérer comme une rareté, tout au moins dans sa forme ulcéreuse. Aux doses massives du début, on a substitué des doses plus faibles et plus espacées qui permettent un blanchiment et une négativation de la séro-réaction un peu plus lents, mais tout aussi sûrs.

Les autres troubles de l'appareil digestif sont insignifiants. On peut observer des nausées, de l'anorexie, de la pesanteur gastrique, de la constipation, jamais suffisantes cependant pour interrompre la thérapeutique.

Domelin cite un cas d'ictère apparu chez un tabétique en cours de traitement, mais il s'agissait peut-être, dit-il, d'un simple ictère catarrhal, sans relation étiologique avec le bismuth.

Les troubles de la fonction rénale, plus rares, sont beaucoup plus sérieux. Il importe d'examiner avec soin les urines, avant d'entreprendre un traitement avec les sels de bismuth.

Dans certains cas, on ne constate que de la polyurie, atteignant deux litres et demi à trois litres et disparaissant en quelques jours.

Dans d'autres cas, on a observé des traces légères d'albumine, succédant ou non à de la stomatite, traces ne justifiant pas d'ailleurs l'interruption du traitement et disparaissant rapidement dès qu'on arrête celui-ci.

Toutefois MM. Hudelo, Cl. Simon ont signalé des cas d'albuminurie massive traduisant une lésion grave du rein et nécessitant, outre l'interruption du traitement, l'institution d'un régime sévère. A cela M. Fournier répond qu'il s'agissait probablement de gens dont les reins étaient déjà déficitaires. C'est une raison de plus pour faire de fréquentes analyses d'urines et n'entreprendre le traitement que très prudemment si la fonction rénale ne s'effectue pas parfaitement. Cependant ces cas d'albuminurie massive, même admis, sont trop rares pour justifier le rejet absolu de la méthode chez tous les malades.

Au point de vue de l'urée, il semble bien ne pas y avoir de changements. La teneur du sang en urée reste normale, même quand il y a de la stomatite ou des traces d'albumine dans l'urine.

Localement, certaines préparations occasionnent parfois de la douleur avec réaction inflammatoire survenant soit au moment de l'injection, soit plus souvent quelques heures après ou même le lendemain.

Cette douleur se produit même en chassant avec de l'air les dernières gouttes de bismuth contenues dans l'aiguille et en laissant reposer le malade quelques instants après l'injection. Elle a pu être assez vive pour obliger à cesser le traitement.

Elle s'accompagne dans certains cas de rougeur de la fesse, d'empâtement plus ou moins marqué, disparaissant sous l'action des pansements humides, mais constituant néanmoins souvent un inconvénient suffisant pour obliger le malade à interrompre son travail ; des nodosités l'accompagnent de temps en temps.

Dans ces cas, la température peut monter à 38°, 38°,5, et s'y maintenir tant que dure la période inflammatoire. Mais il faut remarquer que ces états inflammatoires se produisaient surtout avec le citrate de bismuth et les suspensions huileuses de tartro-bismuthate. Les nouveaux produits utilisés : iodoquinate de bismuth, succinate de bismuth, hydroxyde de bismuth, bismuth métallique, sont parfaitement supportés par les malades et ne déterminent pas d'accidents locaux.

Outre ces accidents communs, nous pouvons dire à tous les sels de bismuth, les sels solubles en présentent qui leur sont particuliers et qui résultent de la grande toxicité du bismuth vis-à-vis de l'organisme humain.

Si nous exceptons le tri-oxy-benzol sodico-bismuthique de Grenet et Drouin et le bismuth colloïdal, il est dangereux de faire des injections intraveineuses de bismuth.

Sans doute, à la dose à laquelle les auteurs le prescrivent, le produit de MM. Grenet et Drouin ne provoque pas d'accidents toxiques graves, même en intraveineuses, mais il détermine néanmoins au cours de l'injection dans les veines, une douleur passagère assez vive au niveau de la mâchoire inférieure, douleur se produisant même avec 10 centigrammes de produit.

L'injection intraveineuse des autres sels doit être complètement rejetée, et si, par maladresse, la solution pénètre dans une veine profonde, on peut avoir des accidents très graves. Il est d'ailleurs encore en usage chez les vétérinaires de tuer les chevaux par injection dans la jugulaire d'une dose relativement peu considérable de sel de bismuth. On a observé dans le service de M. Jeanselme un début de syncope, à la suite d'une injection de tartrobismuthate soluble poussée involontairement dans une veine profonde. Il importe, en somme, avec les sels solubles, de prendre des précautions encore plus minutieuses qu'avec les sels en suspension huileuse.

Signalons enfin qu'au cours du traitement la déperdition de poids est insignifiante, certains malades engraissent même, et nous avons annoncé chez les syphilitiques nerveux une diminution très marquée de la cachexie.

Au cours de ses expériences, M. Balzer avait signalé un cas de cataracte. M. Cantonnet, ayant observé un certain nombre de malades traités par les sels de bismuth, n'a jamais observé les moindres lésions oculaires, et même certains malades, présentant des lésions dues à leur syphilis, se sont trouvés grandement améliorés au point de vue fonctionnel. M. Spillmann, de Nancy, a observé seulement un peu de conjonctivite simple chez deux malades, après chaque injection de sel de bismuth.

OBSERVATIONS

Obs. I. — C... Marguerite, 21 ans.

Accident primitif et roséole en 1921. A reçu à Lille, 7 piqûres de novar : $0^{gr},30$, $0^{gr},45$, $0^{gr},45$, $0^{gr},60$. La malade ayant des vomissements et faisant de la fièvre après les 3 dernières piqûres, on en fait 3 autres de $0^{gr},30$. Les lésions sont cicatrisées et la malade ne présente plus d'accidents.

Le 31 août 1921, 0,30 de novar.

Le 14 septembre, la malade a très mal supporté son injection du 31 août, vomissements, fièvre pendant 48 heures, asthénie pendant 3 ou 4 jours. La malade reçoit $0^{gr},12$ de sulfar.

Nouvelles injections de $0^{gr},12$ le 21 et le 28 septembre. Chaque fois nausées, céphalée.

Le 7 novembre, W 3HO.

Injections de $0^{gr},12$ de sulfar les 11, 18 novembre, le 3 décembre. La malade supporte mal ces injections.

Les 22, 28 et 30 décembre, 2, 5, 7, 9 janvier, $0^{gr},01$ de cyanure.

Le 16 janvier, la malade a eu de la diarrhée pendant 5 jours après la piqûre du 9, on fait $0^{gr},005$ de cyanure.

Même dose le 19 janvier.

1 centigramme de cyanure les 21 et 23 janvier.

Le 28 février, W 3HO. Injection de $0^{gr},20$ de succinate de bismuth.

Le 4 mars, l'injection du 28 février a été très bien tolérée, pas de douleur. Injection de $0^{gr},30$.

Les 7, 11, 14, 18, 21, 28 mars, 1, 5, 8, 11 avril, injection de $0^{gr},30$ de succinate. Toutes les injections sont parfaitement supportées. Pas de stomatite, pas d'albumine.

Le 5 avril, léger liséré portant sur les 3 incisives inférieures.

Le 18 avril, Wassermann complètement négatif.

Obs. II. — C... PAULINE, 20 ans.

Accident primitif ignoré.

Roséole légèrement papuleuse ayant débuté il y a une douzaine de jours. Plaques muqueuses buccales et génitales. Ganglions cervicaux postérieurs et sus-épitrochliens. Alopécie. Céphalée. W0.

12 injections de 0gr,30 de succinate de bismuth, du 1er mars au 8 avril.

Le 4 mars, disparition d'un certain nombre de plaques muqueuses. Roséole aussi colorée, mais papules affaissées.

Le 8 mars, vomissements et céphalée dans la journée du 7. (Embarras gastrique?) Lésions muqueuses cicatrisées. Roséole très légèrement pâlie. La dernière injection a été un peu sensible.

Le 11 mars, injection non douloureuse. Roséole pâlie. Pas de liséré.

Le 15 mars, roséole très pâlie, mais non encore disparue.

Le 18 mars, encore quelques éléments de roséole.

Le 22 mars, plus de roséole, bouche en parfait état.

Le 8 avril, bouche toujours en parfait état W2.

A partir de ce moment, injections hebdomadaires de 0gr,30, de Bi. Les injections sont parfaitement tolérées.

Le 20 mai, W négatif. Léger liséré. Pas de stomatite.

Obs. III. — C... LUCIEN, 43 ans.

Chancre très étendu de la rainure, empiétant sur le prépuce et le gland, datant de 1 mois et traité par la pommade au calomel. Adénite biinguinale typique surtout prédominante à gauche W = 1.

Le malade reçoit 4 injections de 0gr,15 de bismuth métallique du 11 mars 1922 au 17 mars 1922.

Le 15 mars, après la seconde injection, amélioration considérable, la lésion a diminué de moitié, injections bien supportées et non douloureuses.

Du 20 mars au 27 mars, 4 injections de 0gr,20.

Le 22 mars, lésions presque cicatrisées.

Le 27 mars, lésions complètement cicatrisées. Pas d'adénite, légère irritation des gencives.

Le 31 mars, léger début de stomatite d'alarme, 0gr,10.

Le 3 avril, la stomatite va mieux, 0gr,15.

Le 6 et le 9 avril, injections de 0gr,20.

Le 23 avril, prise de sang, W —.

Obs. IV. — L... Rémy, 31 ans.

Chancre syphilitique de l'extrémité antérieure du fourreau, face supérieure, grand comme une pièce de 0fr,20. Début il y a une dizaine de jours. Wassermann négatif. Présence de tréponèmes au Fontana et à l'ultra.

Autre lésion chancriforme à la face inférieure du fourreau, contenant du bacille de Ducrey. Adénite inguinale assez volumineuse, douloureuse et inflammatoire.

Le malade reçoit 4gr,20 d'iodoquinate de bismuth du 9 septembre au 5 octobre.

Le 11 septembre, disparition des tréponèmes à l'ultra.

Le 14 septembre, l'ulcération a diminué de près de moitié.

Le 23 septembre, l'accident primaire est totalement cicatrisé. Depuis quelques jours le malade a de la fièvre, l'adénite augmente et devient plus douloureuse. La peau est rouge.

Le 25 septembre, on ouvre le bubon inguinal consécutif au chancre mou. Pas de stomatite bismuthique.

Le 27 septembre, le malade va bien. Wassermann négatif.

Le 8 octobre, le bubon est presque cicatrisé.

Le 24 novembre, le malade va bien, il n'a pas présenté d'accidents secondaires. Wassermann négatif.

Le 11 janvier, le Wassermann reste toujours négatif.

Obs. V. — B... Frédéric, 19 ans.

Chancre induré du fourreau datant de 15 jours. Adénopathie inguinale bilatérale. Ganglions sus-épitrochliens.

Roséole papuleuse sur le tronc et les membres supérieurs.

Plaques muqueuses sur les lèvres, sur la muqueuse jugale et sur les piliers antérieurs du voile.

Éléments papulo-érosifs sur les bourses.

Wassermann positif. Présence de tréponèmes au Fontana.

Le malade reçoit 1gr,70 de tartrobismuthate du 22 novembre au 9 décembre.

Le surlendemain de la 1re injection, le 24 novembre, on ne trouve plus de tréponèmes au Fontana.

Le 27 novembre, le chancre a légèrement cicatrisé. La roséole a pâli. Les éléments papulo-érosifs des bourses sont moins humides. Liséré gingival.

Le 1er décembre, le chancre est à demi cicatrisé. La roséole a presque complètement disparu. Les plaques buccales sont cicatrisées, sauf une qui empiète un peu sur la lèvre inférieure. Les éléments papulo-squameux des bourses sont secs. Les deux dernières injections ont été douloureuses. Pas de stomatite.

Le 12 décembre, les injections continuent d'être douloureuses. Le liséré a augmenté. Il ne reste plus trace des accidents secondaires. Le chancre est presque complètement cicatrisé. Wassermann positif. Pas d'albumine.

Le 10 janvier, reprise du traitement, le chancre est complètement cicatrisé, il ne reste plus trace du liséré buccal. Le malade reçoit 1gr,30 de tartrobismuthate, entre le 10 janvier et le 3 février.

Le 15 janvier, nouveau liséré gingival.

Le 3 février, arrêt du traitement, les 2 dernières injections ayant été très douloureuses et ayant provoqué une assez vive réaction inflammatoire dans la fesse. Pas d'albumine.

Le 9 mars, Wassermann négatif.

Obs. VI. — Q... Philibert, 23 ans.

Chancre syphilitique du fourreau, datant de 3 semaines environ, avec adénite biinguinale surtout marquée à gauche.

Roséole érythémato-papuleuse confluente du tronc, plus discrète des membres, datant de 5 à 6 jours.

Pas d'accidents muqueux.

Bonne santé générale.

W +. Tréponèmes au Fontana.

Le malade reçoit 2gr,30 de tartrobismuthate, du 14 septembre au 8 octobre, par injections de 0gr,20 à 0gr,30.

Le 16 septembre, chancre plus sec, roséole un peu moins vive.

Le 18 septembre, chancre bien propre. Début de cicatrisation sur les bords. Liséré gingival, pas d'albumine.

21 septembre, les piqûres sont toujours bien supportées. Un peu de douleur dans l'articulation temporo-maxillaire droite. Gencives un peu tuméfiées sans ulcération. Cicatrisation des bords du chancre, roséole un peu plus pâle.

23 septembre, gencives un peu douloureuses sans ulcération. Le chancre a diminué de moitié. Roséole plus pâle mais encore papuleuse.

27 septembre, douleur dans la joue droite. Petite plaque de stoma-

tite génienne en regard de la dernière grosse molaire inférieure droite. Liséré gingival peu étendu. Chancre cicatrisé aux 8/10 mais roséole toujours vive et papuleuse, paraissant même plus marquée qu'il y a 3 ou 4 jours.

29 septembre, roséole plus jaune mais encore bien vive. Chancre presque cicatrisé. 2 plaques de stomatite génienne en face les 2 dernières molaires droites.

1er octobre, les plaques de stomatite génienne persistent sans augmentation. Chancre cicatrisé, mais roséole toujours vive.

5 octobre, roséole un peu atténuée mais encore bien vive. Toujours un peu de stomatite. W +.

8 octobre, la roséole a bien jauni, nouvelle plaque de stomatite.

11 octobre, la roséole a jauni, les papules sont à plat, mais assez forte poussée de stomatite génienne et du bord droit de la langue. On arrête le traitement jusqu'au 21 octobre. Lavages de bouche et pulvérisations avec solution de bleu de méthylène à 1 0/0.

14 octobre, état stationnaire, l'ulcération linguale a même augmenté.

16 octobre, grosse amélioration de la stomatite.

21 octobre, encore un peu de gingivite du fond de la mâchoire à droite. Ulcération linguale guérie. On reprend le traitement en pratiquant une injection hebdomadaire de 0gr,30 de tartrobismuthate.

28 octobre, macules assez vives mais jaunes, stomatite complètement guérie, le liséré persiste seul. W +.

13 novembre, pas de nouveaux accidents buccaux, macules jaunes éteintes mais toujours colorées du tronc.

27 novembre, liséré presque disparu.

4 décembre, plus de liséré, toujours macules du tronc. W —.

19 mars, nouvelle série de piqûres W —. Pas d'accidents.

Obs. VII. — B... Lucienne, 19 ans.

N'a pas constaté d'accident primaire.

Actuellement présente des plaques muqueuses à la vulve, aux commissures des lèvres et sur les amygdales.

Pas d'adénopathie.

Enceinte de 7 mois.

Wessermann positif, tréponèmes à l'ultra.

La malade reçoit 2 grammes d'iodoquinate de bismuth, entre le 4 et le 24 janvier, par injections de 0gr,20.

Le 7 janvier, disparition des tréponèmes après 2 injections, les plaques muqueuses diminuent.

Le 10 janvier, disparition des plaques muqueuses des lèvres et des amygdales. Celles de la vulve ne sont pas encore complètement cicatrisées.

Le 15 janvier, cicatrisation complète des plaques vulvaires.

Le 24 janvier, cessation du traitement. La malade ne reçoit plus que 0gr,10 d'iodoquinate de bismuth le 2 février et 0gr,15 le 5 février.

Le 10 mars, accouchement à terme d'un garçon pesant 3.800 grammes. Placenta 520 grammes. Rien d'anormal. L'enfant ne présente aucun stigmate de syphilis, sauf une hernie ombilicale. Ni bosses frontales, ni grosse rate.

Le 2 avril, Wassermann négatif chez l'enfant, partiellement positif chez la mère. Reprise du traitement.

Obs. VIII. — M. P..., 46 ans.

Le 9 novembre 1921, chancre du fourreau de la verge des dimensions d'un haricot, datant de huit jours, survenant trois semaines après coït suspect.

Légère adénite inguinale indolore.

Tréponèmes au Fontana-Tribondeau.

Injections hebdomadaires de 914 intraveineux et d'huile au calomel intramusculaire. Le malade reçoit 6gr,25 de 914 en montant de 0gr,15 à 0gr,90.

Pendant le traitement, aggravation progressive de la lésion.

Elle atteint les dimensions d'une pièce de 5 francs avec bords déchiquetés, irréguliers, taillés à pic; consistance de « macaron ». Suintement séro-purulent abondant par infection surajoutée.

Air chaud, antiseptiques, balnéation ne donnent pas d'amélioration.

Applications de pommade au tartrobismuthate et injections bi-hebdomadaires intramusculaires de suspension huileuse de tartrobismuthate à 0gr,30.

Après 6 injections, affaissement très net et régularisation des bords de la lésion qui devient plus souple.

Tendance à la guérison ensuite très rapide, et à la 8e injection cicatrisation presque complète.

Pas de stomatite. Réaction douloureuse très violente.

A la 9e injection gonflement léger des gencives.

A la 10e injection, celui-ci a augmenté. Injection très douloureuse.

A la 12e injection, plusieurs ulcérations de stomatite. Les injections sont toujours très douloureuses.

Six jours après, la stomatite est à peu près disparue.

Repos de deux mois.

Le malade reçoit ensuite une injection hebdomadaire de 0gr,30 d'iodoquinate de bismuth. Injections parfaitement supportées.

Le 15 mai 1922, Wassermann négatif. On n'a jamais constaté aucun accident secondaire.

Obs. IX. — G... Robert, 19 ans.

Depuis huit jours, éruption confluente de la peau, composée d'éléments miliaires, lichenoïdes, varioliformes disséminés sur le tronc et la face, jusque dans le cuir chevelu. La plupart de ces éléments sont acnéiformes, infiltrés, rouge cuivrés.

Éléments papuleux sur le cuir chevelu, papulo-érosifs sur les bourses.

Sur l'amygdale droite, érosion à bords nettement délimités, légèrement inflammatoire, à fond diphtéroïde provoquant un peu de gêne de la déglutition.

Adénite volumineuse de la grosseur d'un œuf dans la région rétromaxillaire droite, un peu douloureuse. Ganglions beaucoup plus petits à gauche.

A l'extrémité du fourreau, cicatrice de chancre datant de six semaines.

Wasserman positif.

Le malade reçoit 2 grammes de tartrobismuthate, du 30 novembre au 21 décembre, en 10 injections de 0gr,20.

Le 6 décembre, éruption un peu atténuée, éléments moins saillants. Plaques muqueuses amygdaliennes disparues. Adénite toujours volumineuse à droite, mais non douloureuse.

Le 10 décembre, éruption encore visible, les éléments papulo-érosifs sont cicatrisés. Adénite un peu moins volumineuse. Liséré gingival. Injections un peu douloureuses. Pas d'albumine.

Le 16 décembre, gencives gonflées, un peu douloureuses.

Le 21 décembre l'éruption est disparue, l'adénite a diminué, mais il faut interrompre le traitement, car la joue gauche est œdématiée et présente sur sa face interne une ulcération de la grandeur d'une pièce de 2 francs. Pulvérisations de bleu de méthylène à 5 0/0.

Le 23 décembre, 2 ulcérations du bord gauche de la langue.

Le 25 décembre, hémorragie en nappe au niveau de l'ulcération jugale.

Le 27 décembre, les 2 ulcérations de la langue n'en forment plus qu'une. Large ulcération de la voûte palatine.

Le 28 décembre, langue villeuse jaunâtre. Réaction ganglionnaire sous-maxillaire gauche. Sur l'ulcération jugale, enduit jaune verdâtre assez abondant avec pigmentation ardoisée sur le pourtour. Fétidité modérée, salivation. Continuer pulvérisations de bleu de méthylène.

Le 30 décembre, les ulcérations jugale et linguale ont diminué de moitié.

Le 3 janvier, ulcérations détergées et presque complètement cicatrisées. Persistance des ganglions sous-maxillaires et d'une ulcération autour de la dernière molaire gauche inférieure.

Le 8 janvier tout est cicatrisé. Wassermann toujours positif.

Le malade reçoit 1gr,80 de tartrobismuthate du 11 janvier au 10 février.

Le 31 janvier, Wassermann presque négatif.

Le 10 février, pigmentation des vaisseaux et ulcération jugale, les dernières injections ont été assez douloureuses.

Le 9 mars. Wassermann négatif. Encore trace de liséré.

Obs. X. — J..., 53 ans.

Malade ayant déjà été traité pour syphilis.

Début de la maladie, le 22 septembre 1921, par céphalée intense obligeant le malade à se coucher. Vomissements dans la nuit et le lendemain raideur de tout le corps, mettant le malade dans l'impossibilité de se lever. État persistant jusqu'au 26 septembre, le malade entre à l'hôpital.

Malade calme, présentant de la photophobie, répondant avec lucidité.

Céphalée continue, surtout intense dans la région frontale, provoquant l'insomnie.

Raideur de la nuque et signe de Kernig très marqués.

Abdomen souple, ni ballonné, ni rétracté. Ni nausées, ni vomissements. Selles quotidiennes normales.

Ni convulsions, ni paralysies. Pas de troubles de la sensibilité. Réflexes normaux.

Pupille gauche réagissant bien à la lumière, œil droit énucléé.
Hyperesthésie aux points d'émergence du trijumeau.
Ni délire, ni aucun trouble intellectuel.
Raie méningitique très nette.
Pas de troubles de la miction. Urines claires, assez abondantes, contenant des traces d'albumine.
La ponction lombaire donne un liquide céphalo-rachidien légèrement hypertendu, jaune clair, contenant des flocons d'albumine et 400 lymphocytes par millimètre cube, dans lequel le Wassermann est positif.
Température 38°,4.
Le malade reçoit 2 grammes de tartrobismuthate, du 27 septembre au 20 octobre, mais une stomatite de moyenne intensité oblige à interrompre le traitement jusqu'au 2 novembre. Du 2 au 9 novembre, le malade reçoit encore 0gr,80 de tartrobismuthate.
Le 29 septembre, légère amélioration de l'état général, atténuation de la céphalée et de la raideur.
Le 30 septembre l'amélioration persiste. Le liquide céphalo-rachidien toujours jaune ne contient plus que 38 lymphocytes.
Le 1er octobre, grosse amélioration, l'hyperesthésie et la céphalée ont presque complètement disparu. Encore un peu de raideur. Le malade peut se lever et marcher.
Le 8 octobre, liquide céphalo-rachidien non hypertendu, encore xanthochromique, contenant 12 lymphocytes. Température à 37°. Liséré gingival.
Le 16 octobre le malade se lève et mange.
Le 17 octobre, liquide céphalo-rachidien clair, non xanthochromique, ne contenant plus que 7 lymphocytes.
Le 2 décembre, liquide céphalo-rachidien clair contenant 0gr,48 d'albumine et 4 lymphocytes. Le benjoin colloïdal est positif, le Wassermann douteux.
Le 20 janvier, liquide céphalo-rachidien contenant 20 lymphocytes. Le Wassermann est douteux. Dans le sang, Wassermann positif.
Le 15 mars, va bien au point de vue fonctionnel, sauf parfois quelques étourdissements.
Du 15 mars au 5 avril, 3gr,60 d'iodoquinate de bismuth.
Le 5 avril, va bien, plus d'étourdissements.

Obs. XI. — D... Marcel, 22 ans.

Entre le 5 janvier 1922. Vigoureux, mais présentant néanmoins un mauvais état général : fièvre, amaigrissement. Souffre beaucoup des jambes.

Le 12 mai 1921, chancre de la rainure et du frein avec adénite.

Deux mois plus tard, éruption généralisée de papules.

A partir de ce moment, 32 piqûres de benzoate de mercure à $0^{gr},02$, 3 piqûres par semaine.

Vers la fin du traitement, au lieu d'amélioration, apparition sur la face externe de la jambe droite d'une large ulcération profonde, grande comme un œuf de pigeon; autre ulcération sur la face antérieure de la cuisse et éruption papuleuse confluente.

Le malade cesse tout traitement et deux mois et demi plus tard, impotent et fiévreux, souffrant beaucoup, il entre à l'hôpital.

Il présente alors une cicatrice de chancre induré de la rainure balano-préputiale.

Éruption d'éléments polymorphes isolés ou circinés, généralisée à tout le corps, y compris face et membres.

Ulcérations grandes comme des pièces de 0 fr. 50 à 1 franc, siégeant sur le dos, les flancs, les bras, les avant-bras, les membres inférieurs.

Sur la face antérieure de la cuisse droite, large élément ulcéreux, grand comme une pièce de 2 francs, recouvert d'une croûte rupioïde.

Sur la face externe de la jambe droite, à la partie moyenne, autre ulcération de 4 centimètres de haut sur 3 centimètres de large, à fond sanieux avec piqueté hémorragique, recouverte par une croûte verdâtre, à bords nets, couleur chair musculaire, taillés à pic.

Onyxis et perionyxis sur les 3e et 4e orteils droits.

Adénopathie inguinale typique, mais assez marquée, sous forme de 4 ganglions, dont un atteint le volume d'une noix.

Pas de plaques muqueuses dans la bouche, mais amygdalite erythémateuse simple.

Mauvais état général contrastant avec la forte stature. Fièvre à 38°, 38°,5. Douleur dans les membres inférieurs, surtout à droite, rendant la marche difficile.

Pas de tréponèmes au niveau des lésions, mais Wassermann positif.

Le malade reçoit $3^{gr},60$ d'iodoquinate de bismuth en 12 injections de $0^{gr},30$, du 6 janvier 1922 au 3 février 1922.

Le bismuth apparait dans les urines et la salive 24 heures après la première injection.

Le 13 janvier, sept jours après le début du traitement, les syphilides ulcéreuses de la jambe et de la cuisse sont en voie de cicatrisation. La polyurie bismuthique s'installe. La fièvre tombe.

Le 20 janvier toutes les ulcérations sont aux 3/4 cicatrisées.

Le 30 janvier toutes les lésions sont cicatrisées, même l'onyxis et le perionyxis. Il ne reste plus que des cicatrices légèrement déprimées et assez pigmentées.

A la fin de son traitement, le malade sort de l'hôpital. Les injections ont été parfaitement supportées. On n'a observé qu'un liséré peridentaire dans une bouche pourtant mal entretenue. L'état général est parfait, toutes les lésions sont cicatrisées et l'adénopathie a disparu aux 3/4. Wassermann toujours positif.

Obs. XII. — J... Lucie, 29 ans.

Père bien portant.

A. H. — Mère ayant fait une fausse couche.

Une sœur morte à 8 ans de méningite.

Cinq autres frères ou sœurs bien portants.

A. F. - Bronchites au cours de sa jeunesse.

Paralysie du bras droit (?) à 13 ans.

Depuis 1913, céphalée permanente, angines fréquentes.

En 1914, anthrax du dos qui a duré 4 mois et laissé une cicatrice nette de syphilis tertiaire. La même année deux autres plaies de même aspect dans le dos et deux sur la poitrine, ayant également cicatrisé après un temps plus ou moins long.

En 1915, grossesse terminée à 2 mois 1/2 par fausse couche (2 fœtus). Pas d'autre grossesse depuis.

En 1921, érysipèle.

Actuellement perforation du voile du palais et syphilides ulcéreuses de l'aile du nez datant de 4 mois, Wassermann partiellement positif.

La malade reçoit 3gr,20 d'iodoquinate de bismuth, entre le 6 janvier et le 5 février.

Le 20 janvier, syphilides du nez et perforation palatine en bonne voie de cicatrisation.

Le 5 février, cicatrisation complète des syphilides du nez et de la perforation palatine. Il persiste une irrégularité ancienne du voile du palais. Liséré bleuâtre gingival assez accentué, Wassermann partiellement positif.

Obs. XIII. — C... Joseph, 44 ans.

A. H. — Père mort jeune.

Mère vivante et bien portante.

Une sœur bien portante.

A. P. — Sourd-muet. Bonne santé générale.

Depuis deux ans, ulcération sur la face antérieure de la jambe gauche. A été soigné, il y a un an environ, par des piqûres dans les fesses avec légère amélioration.

L'ulcération est creuse, sale, recouverte d'une croûte noire. Tout autour, tissu rouge violacé, infiltré, dur sur une zone assez étendue.

Wassermann positif.

Du 9 septembre au 19 octobre, le malade reçoit 3gr,30 de bismuth iodé.

Le 13 septembre, la plaie de la jambe est détergée, la zone érythémateuse moins enflammée.

Le 15 septembre, plaie aussi étendue mais moins profonde

Le 18 septembre, la plaie a légèrement diminué d'étendue.

Le 22 septembre, la plaie a diminué de moitié, le pourtour est cicatrisé, mais le fond est peu bourgeonnant. La plaie est un peu douloureuse. Léger liséré gingival.

Le 25 septembre, la plaie diminue, mais elle est irritée par le Vigo.

Le 2 octobre, l'irritation causée par le Vigo a disparu, la plaie n'est pas encore complètement cicatrisée, mais a bon aspect. Pas de stomatite.

Le 6 octobre, pas de stomatite, mais gencives légèrement pigmentées et enflammées. Plaie presque complètement guérie.

Le 10 octobre, plaie complètement cicatrisée, tissus plus souples, néanmoins la région est encore douloureuse.

Le 19 octobre, Wassermann faiblement positif, on commence des séances d'air chaud sur la jambe. Pas d'albumine.

Obs. XIV. — L... Auguste, 32 ans.

A eu un chancre syphilitique en 1918. Ayant été consulter à la période de roséole, a reçu deux séries de 914.

L'année suivante, plaques muqueuses labiales. Nouvelle série de 914, moins forte que les deux premières.

Pas d'autre traitement depuis.

Depuis 3 ou 4 mois, le malade se plaint de bourdonnements d'oreilles avec forte diminution de l'acuité auditive et céphalée violente, diagnostic de labyrinthite syphilitique. Wassermann positif.

Le malade reçoit 2gr,80 de tartrobismuthate entre le 26 octobre et le 27 novembre par injections de 0gr,20.

Le 2 novembre, liséré gingival sur la partie médiane de la gencive inférieure, gencive un peu douloureuse. A la ponction lombaire liquide céphalo-rachidien clair dans lequel on trouve du Bi. Wassermann faiblement positif.

4 novembre, diminution de la céphalée et des bourdonnements d'oreille.

7 novembre, plus de céphalée, bourdonnements très atténués.

11 novembre, les bourdonnements d'oreille ont disparu.

21 novembre, malade très amélioré. W +.

A partir du 27 novembre, injections hebdomadaires de tartrobismuthate jusqu'au 19 février.

4 décembre, un peu de gingivite et sur la muqueuse labiale, plaques pigmentées noires avec une ulcération en bas.

11 décembre, ulcération disparue, il ne reste que la pigmentation.

18 décembre, pigmentation moins forte.

1er janvier, la dernière piqûre a été douloureuse. W +.

15 janvier, le malade va bien.

22 janvier, l'otologiste a trouvé un excellent résultat et ne constate plus aucun trouble.

5 février, dernière piqûre douloureuse, la pigmentation a disparu, liséré insignifiant.

19 février, le malade va bien. W —.

2 avril, aucun nouvel accident. W —. Le malade commence une nouvelle série d'injections.

Obs. XV. — H... Victor, 36 ans.

A. H. — Mère décédée après 6 mois de maladie avec vomissements. Père inconnu.

A. P. — Aucun accident syphilitique jusqu'à ce jour. Femme n'a eu ni enfants, ni fausses couches.

Depuis 1916, le malade souffre de crises douloureuses térébrantes, partant du talon et s'irradiant dans tout le membre inférieur, durant de 5 à 24 h. et se reproduisant irrégulièrement trois ou quatre fois par semaine.

A partir de 1920, douleurs dans les bras et en ceinture.

En même temps, troubles de la marche, caractérisés par faiblesse dans les jambes, difficulté de monter les escaliers, sensation de « tapis sous les pieds » et un peu d'ataxie, peu exagérée par l'obscurité. Pas d'incoordination.

Le Wassermann est positif. Le malade reçoit 4gr,95 de 914 et un mois après 0gr,90. Les douleurs ont diminué après ce traitement. Mais des vomissements surviennent.

Depuis novembre 1920, présente des crises douloureuses gastriques avec vomissements incoercibles et salivation très marquée..

Depuis janvier 1921, alternance des crises gastriques et des douleurs dans les membres.

Signe d'Argyll positif, avec inégalité papillaire O. G. > O. D. Pas de stase papillaire, ni de lésion du fond de l'œil.

Pas d'autres troubles sensoriels.

Réflexes abolis.

Les réflexes cutanés persistent.

Pas de signe de Babinski.

Incoordination seulement des membres inférieurs. Signe de Romberg.

Perte du sens musculaire.

Pas de troubles psychiques.

Pas d'hypéresthésie cutanée.

Frigidité génitale.

Autres organes normaux, en dehors des crises gastriques.

Liquide céphalo-rachidien hypertendu avec un peu de sang.

W positif dans le sang et dans le liquide céphalo-rachidien.

Ni sucre, ni albumine dans les urines.

Le malade reçoit 3 séries de 12 injections d'iodoquinate de bismuth à 0gr,30, du 21 novembre 1921 au 16 décembre, du 11 janvier au 10 février 1922 et du 12 mars au 10 avril.

Le 21 novembre 1921, crise gastrique de 12 heures.

Le 24 novembre 1921, crise gastrique de 10 heures.

Le 26 novembre 1921, crise gastrique de 10 heures.

Le 29 novembre 1921, crise gastrique de 8 heures.

Le 2 décembre 1921, crise gastrique de 7 heures.

Le 3 décembre 1921, crise gastrique de 7 heures.

Le 5 décembre 1921, crise gastrique de 6 heures.

Le 8 décembre 1921, douleurs fulgurantes peu vives.
Le 12 décembre 1921, crise gastrique de 3 heures.
Le 22 décembre 1921, crise gastrique de 3 heures.
Le 12 mars 1922, crise gastrique de 4 heures.
(Pas de crise entre 22 décembre et 12 mars.)
Le 20 mars 1922, crise gastrique de 3 heures.

Le malade quitte l'hôpital le 10 janvier 1922, ne présentant plus d'Argyll. Le Romberg a diminué et l'incoordination s'est améliorée. Réflexes tendineux toujours abolis. Augmentation de poids de 8kg,400.

Au cours d'une ponction lombaire pratiquée le 24 décembre, on a un liquide clair contenant 0gr,20 d'albumine et 3 lymphocytes. Le Wassermann est positif. Présence de Bi.

Nouvelle ponction lombaire le 10 février. Liquide clair contenant 0gr,15 d'albumine et 4 lymphocytes. Wassermann négatif, de même que dans le sang.

Le 19 avril 1922, n'a eu que quelques petites crises très légères.

Obs. XVI. — B... Jean, 51 ans.

A. H. — Néant, 1 enfant bien portant. Pas de fausse couche.

A. P. — Chancre syphilitique, il y a trente ans, soigné par sirop de Gibert pendant 6 mois (1/2 litre). Jamais aucun autre accident.

Ne se plaignait de rien jusqu'en décembre 1920. A cette époque, se plaint de douleurs intercostales survenant le jour et qui ont obligé le malade à cesser ses fonctions de receveur des omnibus. Douleur thoracique antérieure à la toux.

En juillet 1921, il s'aperçoit qu'une tumeur apparaît à la paroi sternale. Les douleurs intercostales se calment et le malade ne souffre plus que d'une certaine gêne de la respiration, surtout la nuit où il est pris d'accès de dyspnée légère et de crises larvées d'angor.

Depuis juillet, la tumeur a grossi jusqu'à son état actuel et avant d'entrer dans le service, le malade est traité pour abcès froid et même ponctionné, ce qui aurait fait diminuer le volume de la tumeur et la gêne respiratoire.

Malade un peu pâle, présentant un aspect floride.

Vaste tumeur ovalaire siégeant au niveau du bord droit du sternum et dans la partie antérieure des 2e, 3e, 4e, 5e et 6e espaces intercostaux. Circulation collatérale. Tumeur animée de battements, surtout visibles à jour frisant.

La main à plat perçoit la sensation de double cœur dans la poitrine. La pointe bat dans le 6e espace sous le mamelon.

La tumeur anévrysmale bat dans les 3e, 4e, 5e et 6e espaces intercostaux droits. Elle est douée d'un mouvement d'expansion en masse caractéristique. Pas de thrill.

La matité cardiaque est agrandie à droite par la matité anévrysmale et la matité totale prend la forme en chapeau de gendarme.

Bruits normaux à la pointe du cœur.

Au niveau de l'ectasie, bruit de roulement précédé et suivi d'un claquement et après le second claquement d'un coup vibrant éréthique.

Sensation de deux cœurs dans la poitrine.

Tous les pouls sont faibles, en retard sur la pulsation cardiaque. Les artères ne sont pas dures.

Pas de signes de compression, sauf du récurrent : voix de femme.

Bon état général, mais le malade est incapable de grands efforts. Pas de signes de syphilis en dehors de l'anévrysme.

W positif.

Entre le 1er octobre et le 28 octobre 1921, le malade reçoit 2gr,10 d'iodoquinate de bismuth en 12 injections de 0gr,20.

Le 20 octobre, la tumeur a continué à grossir, elle pointe en avant, la peau devient luisante donnant presque un aspect furonculeux. Il y a quatre jours, le malade a eu une syncope en montant un escalier et il est tombé. Le lendemain, il s'est formé un léger hématome souscutané dû sans doute à une hémorragie fissuraire de l'anévrysme. On a l'impression que celui-ci est prêt à s'ouvrir.

Le 25 octobre, l'anévrysme a légèrement diminué.

Le 31 octobre, cette diminution s'est accentuée.

Le 10 novembre, diminution considérable de la tumeur.

Le 30 novembre, la tumeur a complètement disparu. On ne constate plus de battements, bruits stéthoscopiques très diminués.

Le 1er décembre, on reprend une nouvelle série semblable à la première.

Le 5 décembre, la tumeur est réapparue.

Le 10 décembre, elle diminue.

Le 20 décembre, tout est disparu.

Le 30 décembre, une radiographie pratiquée permet de constater une ombre aortique toujours considérablement augmentée dans le sens transversal. Le malade ne souffre plus.

En février, nouvelle série semblable aux deux premières.

Obs. XVII. — C... Jean, 37 ans.

Ancien ébéniste, actuellement chauffeur de taxi, a exercé son métier jusqu'à ces derniers jours.

Se plaignait depuis quelque temps de maux de tête et d'une certaine fatigue générale, sans insomnie.

A remarqué une certaine frigidité génitale depuis 2 ans environ.

Il y a une semaine, conduisant un soir sa voiture, tout à coup il n'a plus su où il allait. Il voyait clair, savait toujours conduire, mais il n'était plus sûr de lui. Céphalée, impossibilité de lire les inscriptions de la rue. Il rentre chez lui après avoir abandonné son auto.

A. P. — Nie tout antécédent spécifique.

Probablement ancien éthylique car son passé névropathique est assez chargé (à 20 ans, cauchemars fréquents, nervosisme, etc.).

A. H. — Père décédé à 77 ans.

Mère vivante, âgée de 82 ans.

13 frères et sœurs dont 5 décédés (2 en bas âge, les autres à l'état adulte), les 8 autres en bonne santé.

Femme âgée d'une trentaine d'années, a fait 2 fausses couches, 2 autres enfants bien portants de 6 ans et 2 ans.

Actuellement, au point de vue mental, tantôt le malade présente une physionomie très souriante, tantôt son visage prend une expression méfiante.

Il se met souvent à rire sans cause logique. Il est expansif, bavard, parfois agité. Aspect négligé. Pas de délire à proprement parler, mais plutôt un syndrome de dissociation intra-psychique avec exaltation morbide de certains sentiments normaux. C'est un instable, il expose en désordre et avec une grande prolixité les images et les concepts les plus divers, gravitant autour d'une ou deux idées dominantes.

Il est d'abord hanté par les troubles qu'il a présentés. Il est sain et fort, n'a jamais rien eu, alors pourquoi vouloir le rendre fou en l'interrogeant aussi bizarrement (légère idée de persécution); toutefois il constate qu'il n'est plus le même qu'auparavant.

Exaltation des sentiments affectifs vis-à-vis de sa famille. Il a un amour profond de tous les membres de sa famille, à quelque degré de parenté qu'ils soient. Et il relie ce concept au précédent, semblant dire qu'en vertu de son affection, il ne devrait pas être malade.

Il est fier de lui, se trouve intelligent, non menteur. Il a des idées d'homme, il est socialiste, mais non fanatique. Il aime et respecte tous ceux qui l'entourent

Il sait encore s'orienter dans le temps et dans l'espace, mais il a des troubles de la mémoire très marqués.

En lecture mentale, il comprend ce qu'il lit, mais il l'explique mal dans la suite, parce que la mémoire lui fait défaut.

Lecture orale satisfaisante, bien qu'un peu hésitante.

Force musculaire conservée.

Aucun trouble moteur ou sensitif. Réflexes vifs, sauf le cutané plantaire qui n'existe pas.

Pas de troubles sphinctériens, trophiques ou cutanés.

Pas de troubles de l'oreille, du goût, de l'odorat, de la parole.

Au point de vue oculaire, inégalité pupillaire (myosis à droite). Signe d'Argyll à droite.

Les autres organes sont à peu près normaux.

W positif dans le sang et dans le liquide céphalo-rachidien.

Dans le liquide céphalo-rachidien, 32 lymphocytes, albumine en flocons, pas de sucre.

Ni sucre, ni albumine dans les urines.

Du 18 novembre au 13 décembre, le malade reçoit 12 injections d'iodoquinate de bismuth à 0gr,30, soit 3gr,60.

Dans le liquide céphalo-rachidien ramené à la ponction du 23 décembre, on ne trouve plus que 13 lymphocytes, 0gr,60 d'albumine. W positif. On trouve du bismuth.

A la sortie du service, le 25 décembre, les troubles mentaux sont améliorés.

Le malade ne délire plus la nuit, il est moins loquace.

Il compte assez bien et n'échoppe presque plus.

Bon état général. Le malade a augmenté de 4 kilogrammes.

Nouvelle série de 3gr,60 d'iodoquinate de bismuth, semblable à la première du 19 janvier au 18 février. A la fin de celle-ci, le Wassermann est toujours positif.

Troisième série du 11 mars au 10 avril.

Le malade va relativement bien.

Obs. XVIII. — R... Michel.

Agé de 12 ans 1/2. Né à terme le 24 juin 1909, pesant 6.400 grammes.

A. H. — Père âgé de 52 ans, ayant eu un chancre de la verge à 33 ans. N'a suivi aucun traitement. A 36 ans, céphalée de courte durée. A 50 ans, douleurs intercostales. W +. Traitement au novar mal supporté. Actuellement leucoplasie buccale très marquée. Pas de signe d'Argyll. Réflexes normaux.

Mère bien portante. Pas de fausses couches, pas d'autres enfants.

A. P. — Élevé au biberon ; 1re dent à 6 mois, commence à marcher à 13 mois. Rougeole et varicèle sans complications à 4 et à 7 ans. A 7 ans 1/2, crise d'appendicite non opérée.

A 2 ans, crise d'épilepsie avec perte totale de connaissance et convulsions toniques et cloniques généralisées. Depuis, l'enfant n'a jamais eu de crise complète mais son système nerveux n'a jamais été normal ; il est agité, violent, brutal. Pas d'insomnie. Depuis l'âge de 4 ans, l'enfant est soumis à la médication bromurée et thyroïdienne.

A 8 ans, il est conduit aux Enfants-Malades pour éruption fugace, mais prurigineuse. Bruit de galop sans albuminurie W 0. Injections de sels solubles de mercure.

A 11 ans (février 1920), gomme ulcérée de tout le côté droit de la langue, cicatrisant peu à peu par des injections intraveineuses de novar.

A 11 ans 1/2 (1er octobre 1920), volumineuse gomme de la région parotidienne droite et ulcération gommeuse de la lèvre inférieure. Injections intraveineuses de galyl. Le 14 octobre, la gomme parotidienne a disparu, les lésions labiales persistent. Le 7 novembre enfin, cicatrisation complète de la gomme de la lèvre. L'enfant a reçu 1gr,40 de galyl en 12 injections.

Le 11 novembre 1920, nouvelles gommes (lèvre supérieure et région parotidienne gauche). Sous l'action du novar intraveineux à doses progressives, disparition de la gomme parotidienne mais persistance des ulcérations labiales. La série de novar terminée, injections intramusculaires d'iode colloïdal et applications sur les lésions de pommade au calomel. La cicatrisation reste incomplète (janvier 1921).

Dans le courant d'avril 1921, association de KI (1 gramme à 1gr,50 par jour) et d'injections intramusculaires d'huile grise (6 à 7 centigrammes par semaine). A la fin du traitement, cicatrisation enfin obtenue.

Le 8 juin, réapparition d'une ulcération importante du sillon gingivo-buccal gauche. État mental toujours médiocre : agitation, colère, etc..., W presque —. 0gr,66 par jour de KI et injections sous-cutanées de sulfar, à doses progressives de 0gr,04 à 0gr,24. Les lésions cutanéo-muqueuses (lèvre supérieure et muqueuse buccale) diminuent, mais intolérance pour KI et douleur locale obligent à arrêter le traitement.

Le 1er juillet, on commence une série d'intraveineuses de cyanure à partir de 0gr,001 tous les 2 jours, en augmentant de 0gr,001 jusqu'à 0gr,01 au milieu du traitement.

Le 6 juillet, double kératite surtout accentuée à gauche.

Le 10 juillet, vomissements, diarrhée, fléchissement de l'état général. Arrêt du traitement. Poids 25kgr,400.

Séjour d'un mois à la campagne, du 25 juillet au 25 août.

Pendant ce séjour, grosse ulcération gommeuse à la commissure labiale droite. 10 injections de biiodure à 0gr,005, puis 0gr,01 et 1 gramme de KI par jour. Guérison en 15 jours.

Le 6 octobre, excellent état général (poids 27kgr,500, mais l'enfant a des tics nerveux. W presque —.

Au début de novembre, l'enfant est d'une nervosité extrême. Tics considérablement augmentés. Il est agité, inquiet, se met en colère pour des riens. Vaste plaie saignante de la lèvre supérieure sans cicatrisation possible, l'enfant se grattant et arrachant les croûtes dès qu'elles se forment.

A la ponction lombaire, liquide hypertendu, albuminose importante (plus de 1 gramme par litre), lymphocytose importante (20 lymphocytes par champ), chlorures 7gr,75, urée 0gr,14, sucre légèrement augmenté. W —.

Poids, 25kgr,400. Taille, 1m,29.

Volumineuse cicatrice de la langue. Rhagades au pourtour de la bouche. Apparence quelque peu dystrophique. Examen viscéral sensiblement négatif.

L'enfant a reçu en 28 jours 10 injections de tartrobismuthate, soit 1gr,55 de produit. Au début, 0gr,10 tous les 2 jours, puis 0gr,15 tous les 3 jours, enfin 0gr,20 tous les 4 jours.

Bonne tolérance aux sels de bismuth. Localement, induration à quelques piqûres qui a disparu spontanément ou par application de compresses chaudes. Pas d'albuminurie.

Le 7 novembre, après la 3e injection, modification sensible de l'état mental.

Le 15 novembre, cicatrisation de l'ulcération de la lèvre supérieure.

Le 18 novembre, l'enfant se plaint d'une molaire inférieure gauche; extraction de celle-ci, mais il survient les jours suivants une ulcération de la face interne de la joue. Applications locales du bleu de méthylène à 1 0/0.

Le 23 novembre, cicatrisation de la plaie jugale. Grosse amélioration de l'état mental. Pas de liséré.

Le 3 décembre, état mental presque normal. Une ponction lombaire provoque malaises généraux et céphalée pendant 5 jours. Liquide légèrement hypertendu, réaction cellulaire normale, un ou deux lymphocytes tous les 10 ou 20 champs. Quelques centigrammes d'albumine. Chlorures 8gr,22. Urée 0gr,15. Sucre légèrement augmenté.

Poids, 26kgr,400.

L'enfant sort de l'hôpital le 18 décembre, complètement transformé par rapport à l'examen de l'entrée.

Février 1922. L'état général se maintient excellent. L'enfant reçoit 2 grammes d'iodoquinate de bismuth en 10 injections trihebdomadaires de 0gr,20.

Avril 1922. État mental toujours excellent, nouvelle série d'iodoquinate de bismuth.

CONCLUSIONS

I. — Le bismuth est un antispécifique au même titre que l'arsenic ou le mercure.

II. — Il présente une action nocive sur les tréponèmes qu'il fait disparaître assez rapidement des lésions sur lesquelles et dans lesquelles ils se trouvent.

III. — Il provoque une cicatrisation assez rapide des lésions, en rapport néanmoins avec la nature et l'étendue de celles-ci.

IV. — Dans la syphilis primaire avec Wassermann encore négatif (phase pré-sérologique), les résultats obtenus jusqu'à ce jour semblent très encourageants et permettent d'espérer que le bismuth, comme les arsenobenzènes, peut être un agent stérilisant de grande valeur.

V. — Dans les syphilis secondaires et tertiaires, cicatrisation rapide des lésions.

VI. — Dans la syphilis nerveuse, il paraît, jusqu'à présent, le produit le plus actif sur les éléments anormaux du liquide céphalo-rachidien.

VII. — Au cours de la gestation, le bismuth ne détermine pas l'avortement et paraît avoir une influence heureuse sur le fœtus.

VIII. — Chez certains malades intolérants ou résistants à l'arsenic et au mercure, le bismuth peut être un excellent adjuvant.

IX. — En cas d'hérédo-syphilis, le bismuth a donné de très bons résultats aussi intéressants que ceux obtenus avec les autres antispécifiques.

X. — Le bismuth possède une action profonde sur l'organisme. Il est capable à lui seul de faire virer la réaction sero-sanguine et de la maintenir négative surtout en utilisant les produits riches en bismuth : succinate de bismuth, hydroxyde de bismuth ou bismuth métallique.

XI. — L'action sur la réaction de Wassermann est plus lente qu'avec l'arsenic, aussi certains auteurs proposent-ils de faire virer la réaction sero-sanguine avec les arsenobenzènes et de n'utiliser le bismuth qu'à titre traitement d'entretien.

XII. — L'élimination du bismuth se fait par tous les organes excréteurs : reins, foie, gros intestin, glandes salivaires, glandes sudoripares.

XIII. — Le bismuth métal et certains de ses sels particulièrement plus toxiques peuvent déterminer des désordres dans l'organisme: stomatite, albuminurie, état inflammatoire local, etc., habituellement sans danger.

XIV. — Il semble bien que nous ayons dans le bismuth un antispécifique des plus intéressants, mais une longue expérimentation est encore nécessaire avant de pouvoir nettement déterminer la valeur thérapeutique du bismuth aux diverses périodes de la syphilis.

BIBLIOGRAPHIE

AUBRY. — Recherche du bismuth dans les humeurs (*Journal de Pharmacie et de Chimie*, janvier 1922).

AZOULAY. — Stomatite bismuthique (*Presse médicale*, 15 février 1922. — Un cas de syphilis maligne traitée par l'iodobismuthate de quinine (*Bulletin de la Société de Dermatologie et de Syphiligraphie*, février 1922).

BALZER. — Expériences sur la toxicité du bismuth (*C. R. de la Société de Biologie*, 27 juillet 1889).

BARRIO DE MEDINA. — Tratamiento de la sifilis por las sales de bismuto (*Actas dermo-sifiliograficas*, février 1922).

BAUDAIS. — Contribution à l'étude des réactions et accidents consécutifs aux injections d'arseno-benzol. Thèse de Paris, 1913.

BAUDRAN. — Etude sur les émétiques. Thèse de Paris, 1900.

BAYET. — Le tartrobismuthate de sodium et de potassium dans le traitement de la syphilis (*Bruxelles médical*, 15 septembre 1921).

BERGERET et MAYENÇON. — Recherche du bismuth dans les tissus et humeurs (*Journal d'Anatomie et de Physiologie*, 1873).

BERNARD. — *Bruxelles Médical*, 15 novembre 1921.

BIDEAUX. — Contribution à l'étude des intoxications par l'emploi des sels de bismuth à l'intérieur et à l'extérieur. Thèse de Paris, 1917.

BRUN. — Des accidents imputables à l'emploi chirurgical des antiseptiques. Thèse d'agrégation, Paris, 1886.

CARLE. — A propos des traitements par les sels de bismuth (*Bulletin de la Société de Dermatologie et de Syphiligraphie*, mars 1922).

CHASSEVANT. — Recherches expérimentales sur le bismuth (*Bulletin Médical*, 13 juillet 1910).

CHEVALLIER. — Le bismuth en thérapeutique moderne (*L'Hôpital*, 15 janvier 1922).

Congrès de Dermatologie et de Syphiligraphie, Paris 1922.

DALCHÉ. — Accidents d'intoxication consécutifs à un pansement avec le sous-nitrate de bismuth (*Bulletin de la Société de Médecine légale*, juillet 1886).

Daiché et Villejean. — Recherches expérimentales sur la toxicité du bismuth (*Archives générales de médecine*, août 1887). — Nouvelles recherches sur la toxicité du bismuth (*Bulletin général de thérapeutique*, t. 115).

Dell'Amore. — De la tension artérielle au cours des injections intraveineuses de novarsenobenzol en solution concentrée. Thèse de Paris, 1918.

Demelin. — Traitement de la syphilis par le bismuth. Thèse de Paris, 1922.

Duhot. — Essai de traitement de la syphilis par les sels de bismuth (*Revue belge d'Urologie et de Dermato-Syphiligraphie*, janvier 1922).

Ehrlich et Karrer. — *Berichte der deutsche chemische Gesellschaft*, 1913, p. 3659. — *Berichte der deutsche chemische Gesellschaft*, 1915, p. 1634.

Emery et Morin. — (*La Clinique*, mai 1922).

Fourcade. — Traitement de la syphilis par le bismuth (*L'Evolution Médico-Chirurgicale*, mars 1922).

Fournier, Jaloustre et Lemay. — Bismuth et syphilis nerveuse (*Courrier médical*, 25 décembre 1921). — Sur les propriétés spirillicides de l'oxyde hydraté de bismuth (*C. R. de la Société de Biologie*, 29 avril 1922).

Fournier. — La stomatite mercurielle (*Union médicale*, novembre et décembre 1890, janvier et février 1891).

Fournier et Guénot. — Traitement de la Syphilis par le bismuth (*C. R. de l'Académie des Sciences*, 17 octobre 1921). — Traitement de la syphilis par les sels de bismuth (*Bulletin de la Société de Dermatologie et de Syphiligraphie*, novembre 1921). — Traitement de la syphilis par le bismuth (*Annales de l'Institut Pasteur*, janvier 1922). — Action du bismuth en tant que corps simple dans la syphilis humaine (*C. R. de la Société de Biologie*, 6 mai 1922). — Traitement de la syphilis par le bismuth (*Journal de Médecine et de Chirurgie*, 10 mai 1922).

Gastou et Pontoizeau. — (*Société de Médecine militaire française*, 16 mars 1922).

Gaucher et Bailly. — Sur l'intoxication par le sous-nitrate de bismuth dans le pansement des plaies (*Journal de Pharmacie de Paris*, 1896).

Gérard et Daunic. — Intoxication chronique par le bismuth (*C. R. de la Société de Biologie*, 8 mai 1897).

Giacomini. — Diurèse par le nitrate de bismuth à petites doses (*Thérapeutique et Matière Médicale*, in *Encyclopédie des Sciences Médicales*, Paris, 1839).

Goldberg. — L'intoxication par le sous-nitrate de bismuth. Thèse de Paris, 1911.

Grenet et Drouin. — Sur un composé bismuthique de la série aromatique et son activité thérapeutique (*C. R. de l'Académie des Sciences*, 27 février 1922).

Guénot. — Contribution à l'étude de l'arsenobenzol. Thèse de Paris, 1911.
Guibert. — Sur un cas d'arseno et d'hydrargyro-résistance cédant au traitement par le bismuth (*Annales de Dermatologie et de Syphiligraphie*, mars 1922).
Hudelo, Bordet et Boulanger. — Stomatite bismuthique (*Bulletin de la Société de Dermatologie et de Syphiligraphie*, janvier 1922).
Huerre. — Bismuth et syphilis. Amalgame de bismuth (*Bulletin de la Société de thérapeutique*, 14 décembre 1921).
Jeanselme. — Sur l'emploi du tartrobismuthate soluble dans le traitement de la syphilis (*Bulletin de la Société de Dermatologie et de Syphiligraphie*, janvier 1922).
Kobert. — *Lehrbuch der Intoxikationen*, tome II.
Kocher. — *Sammlung Klinische Vortrage*, n° 224.
Lacapère et Galliot. — Présentation d'un composé bismuthique, injectable dans les veines. Premiers résultats (*Bulletin de la Société de Dermatologie et de Syphiligraphie*, mai 1922).
Lacapère, Galliot et Walton. — Emploi des sels de bismuth dans la syphilis (*Bulletin de la Société de Médecine de Paris*, 12 mai 1922).
Lagarde. — La stomatite mercurielle, maladie fuso-spirillaire. Thèse de Paris 1909.
Lebedinski. — Les gingivo-stomatites et le polymicrobisme buccal. Thèse de Paris 1898.
Léger. — Réactif du bismuth (*Journal de Pharmacie et de Chimie*, 1888).
Léri, Tzanck et Weissman-Netter. — Syphilis maligne précoce atypique. Guérison par le bismuth. Lésion linguale de nature indéterminée (*Bulletin de la Société de Dermatologie et de Syphiligraphie*, février 1922).
Lorreyte. — Contribution à l'étude du traitement de l'hérédo-syphilis par l'injection d'arsénobenzol au cours de la grossesse. Thèse de Paris, 1910.
Luchsinger, Marti et Mory. — Effets physiologiques de quelques poisons métalliques (*Correspond. Blatt für schw. Aerzte*, septembre 1888).
Lusanna. — Phénomènes scorbutiques à la suite d'absorption de bismuth avec gonflement des gencives, amaigrissement, cachexie (*Thérapeutique et matière médicale*, in *Encyclopédie des Sciences médicales*, Paris, 1840).
Manquat. — Action du bismuth (*Traité élémentaire de thérapeutique*).
Marie. — Bismuth et parasyphilis (*Bulletin de la Société de thérapeutique*, novembre 1921).
Marie et Fourcade. — Traitement des syphilis nerveuses par le tartrobismuthate de soude et de potasse (*Bulletin de la Société de Médecine de Paris*, 22 octobre 1921). — Note concernant le traitement des syphilis nerveuses par le tartrobismuthate de soude et de potasse (*Annales de l'Institut Pasteur*, janvier 1922). — Conférence à la Société des Praticiens.

MAUREL. — La stomatite mercurielle (*Gazette des Hôpitaux*, 1920, n°s 80 et 82).

MILIAN. — Les stomatites mercurielles frustes (*Progrès Médical*, 1909). — Technique médicale thérapeutique. — Mercure et bismuth (*Bulletin de la Société Médicale des Hôpitaux*, 11 novembre 1921).

MILIAN et BRODIER. — La syphilis en 1922 (*Paris Médical*, 4 mars 1922).

MILIAN et PÉRIN. — La stomatite bismuthique (*Bulletin de la Société médicale des Hôpitaux*, 13 janvier 1922). — La stomatite bismuthique (*Bulletin de la Société de Dermatologie et de Syphiligraphie*, janvier 1922).

MORICE. — Les traitements antisyphilitiques au cours de la grossesse. Thèse de Paris, 1919.

MULLER. — *Münchener medizinische Wochenschrift*, avril 1922.

ORFILA. — *Traité de toxicologie*, 1813, tome II. — Nouvelles recherches sur plusieurs poisons tirés du règne minéral. Recherches du bismuth dans les organes après intoxication (*Annales d'hygiène*), 1842, tome 28.

PETERSEN. — *Deutsche med. Wochenschrift*, 1883.

PISENTI. — Sulle alteriazioni di alcuni organi prodotte dal bismuto (*Giornale internazionale dei Scienze medic.*, Napoli 1888).

POTHEAU. — Contribution à l'étude du traitement des aortites syphilitiques. Thèse de Paris, 1920.

REYNOLD. — Action du bismuth sur les suppurations chroniques syphilitiques et autres (*Journal de Pharmacie et de Chimie*, 1898).

RICHET. — Chimie et Phisiologie des sels de bismuth (*Dictionnaire de Physiologie*, tome II.

SAINZ DE AJA. — Estomatitis bismutica (*Actas Dermo-Sifiliograficas*, février 1922).

SAUTON. — Action comparée du bismuth et de quelques antiseptiques sur le bacille tuberculeux (*C. R. de la Société de Biologie*, 17 janvier 1914).

SAUTON et ROBERT. — Action du bismuth sur la spirillose des poules (*Annales de l'Institut Pasteur*, juin 1916).

SAZERAC et LEVADITI. — Action du bismuth sur la syphilis et sur la trypanosomiase de Nagana (*C. R. de l'Académie des Sciences*, 30 mai 1921). — Traitement de la syphilis par le bismuth (*C. R. de l'Académie des Sciences*, 1er août 1921). — Action de certains dérivés du bismuth sur la syphilis (*C. R. de l'Académie des Sciences*, 5 décembre 1921). — Emploi du bismuth dans la prophylaxie de la syphilis (*C. R. de l'Académie des Sciences*, 9 janvier 1922). — Étude de l'action thérapeutique du bismuth sur la syphilis (*Annales de l'Institut Pasteur*, janvier 1922). — Action du bismuth en tant que corps simple sur la syphilis (*C. R. de la Société de Biologie*, 29 avril 1912).

SCOFFIER. — L'arsénobenzol chez la femme enceinte et les nourrissons. Thèse de Paris 1911.

SÉZARY. — *Bulletin de la Société médicale des Hôpitaux*, 3 février 1922, p. 238, note 1.

SÉZARY et POMARET. — Principes du traitement arseno-bismuthique (*Progrès Médical*, 25 février 1922).

SICILIA. — Resultados clinicos y de laboratorio en enfermos tratados por las sales solubles de bismuto (*Actas Dermo-Sifiliograficas*, février 1922).

STEINFELD. — Untersuchungen uber die toxischen und therapeutischen Wirkungen des Wismuth's (*Archiv. für experimentelle Pathologie und Pharmacologie*, 1886).

TIXIER. — Syphilis héréditaire nerveuse remarquablement influencée par les injections intramusculaires de tartrobismuthate (*Bulletin de la Société médicale des Hôpitaux*, 23 décembre 1921).

VEBER. — Le tartrobismuthate de sodium et de potassium dans le traitement de la syphilis (*C. R. de la Société de Biologie*, 29 avril 1922).

VINCENT. — Recherches sur l'étiologie de la stomatite ulcéreuse primitive (*C. R. de la Société de Biologie*, janvier 1901. — Étiologie de la stomatite ulcéro-membraneuse (*C. R. de la Société de Biologie*, 1901). — Étiologie de la stomatite secondaire (*C. R. de la Société de Biologie*, 1905). — La symbiose fuso-spirillaire et ses déterminations pathologiques (*Annales de Dermatologie et de Syphiligraphie*, 5 mai 1905).

TABLE DES MATIÈRES

Avant-Propos	7
Chap. Ier. — Historique	9
Chap. II. — Pharmacologie. — Expérimentation sur les animaux.	12
Chap. III. — Expérimentation clinique. — Sels employés	20
Chap. IV. — Résultats. — Réactions consécutives	30
Observations	49
Conclusions	71
Bibliographie	73
Table des matières	79

Paris. — Imp. Paul Dupont (Cl.). — 1237.9.1022.

www.ingramcontent.com/pod-product-compliance
Ingram Content Group UK Ltd.
Pitfield, Milton Keynes, MK11 3LW, UK
UKHW020943180726
13838UKWH00003B/1104